中华医学会行为医学分会
行为决定健康科普丛书

图说行为决定健康 2

杨志寅　张志群 等编著

求真出版社

图书在版编目（CIP）数据

图说行为决定健康2/杨志寅等主编． —北京：求真出版社，2011.10
ISBN 978 – 7 – 80258 – 129 – 6

Ⅰ．①图… Ⅱ．①杨… Ⅲ．①保健—基本知识 Ⅳ．①R161

中国版本图书馆 CIP 数据核字（2011）第 192908 号

图说行为决定健康2

主　　编：杨志寅等
出版发行：求真出版社
社　　址：北京市西城区太平街甲六号
邮政编码：100050
电　　话：（010）83190019　83190238
印　　刷：北京信彩瑞禾印刷厂
经　　销：新华书店
开　　本：787×1092　1/16
字　　数：230 千字
印　　张：13
版　　次：2012 年 1 月第 1 版　2012 年 1 月第 1 次印刷
书　　号：ISBN 978 – 7 – 80258 – 129 – 6/R·47
定　　价：29.00 元

版权所有　侵权必究　　　　　　　　　　　　　　印装错误可随时退换

《图说行为决定健康 2》编委会

主　编　杨志寅　张志群

副主编　杨位霞　杨　震

编　委　杨志寅　张志群　杨　震
　　　　杨位霞　王春晓　肖祥之

序 言

关于健康，早在1948年世界卫生组织（WHO）成立之初，就在其宪章中给出明确定义："健康不仅仅是没有疾病和不虚弱，而且是在身体、心理、社会功能三方面的完满状态。"1990年WHO对健康的阐述中加入了道德健康的内容，健康的范围涵盖了躯体健康、心理健康、社会适应良好和道德健康四个方面。1992年WHO在"维多利亚宣言"中又提出健康四大基石："合理膳食，适量运动，戒烟限酒，心理平衡。"健康有了可操作的定义，即保持健康的生活方式是保证健康的根本，再加上我所提出的"早诊早治"作为第五基石，绝大多数人的健康将得到完整的保证。

两千多年前《黄帝内经》就讲"圣人不治已病治未病"，又有"上医治未病之病，中医治欲病之病，下医治已病之病"之说，大意是高明的医生应该注重疾病的预防，防病患于未然。西方谚语也说："1盎司的预防胜过1磅的治疗。"事实证明，按健康的生活方式生活，可使高血压的发病率降低55%，糖尿病的发病率降低50%，脑卒中、冠心病的发病率降低75%，肿瘤的发病率降低33%。可以肯定，只要遵循健康的生活行为方式，就可以把健康牢牢地掌握在自己手中，远离疾病，使生命之树长青。再者，导致我国人群死亡的前8种疾病如恶性肿瘤、脑血管病、慢性阻塞性肺病、心血管病、糖尿病等等病程均长达十几二十年，疾病早期即有异常，若能及时发现并及时施行预防性干预，也是保障健康的极重要环节。

把科学知识准确地转化为通俗易懂的语言，并非易事，它要将自己所掌握的医学知识，用最平常的词汇表达出来，还应该贴近生活，幽默轻松，同时又不失科学的严谨性。《图说行为决定健康》科普系列丛书采用"一个小故事、一句谚语、一句名言、一段歌词"的方式，引出一种健康生活方式或给出一种不良生活方式的对策，以积极的态度（并非回避）面对早期异常，以科普图书的形式对健康五大基石进行诠释。内容短小精悍、通俗易懂，可作为大众健康保健枕边书。

一部好的医学科普图书应该是：科学知识贯穿始终、理论知识深入浅出、

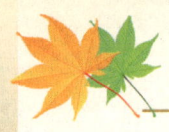

让专业人士认同、让普通读者接受。由中华医学会行为医学分会主任委员杨志寅教授主编，求真出版社等出版的科普系列丛书《图说行为决定健康》堪称是医学科普图书的精品。本书是杨志寅教授健康教育的最新力作，也是作者自己数十年健康生活经验的总结。它从健康观念到健康生活方式，从健康生活细节到各种疾病预防，为读者设计出一套切实可行的健康生活方案。形式轻松活泼，内容针对性强，让大家一看就懂，一懂就用，一用则灵。

《图说行为决定健康》丛书中科学的理念、通俗的语言将打动每位读者的心，给读者带来健康福音。心动不如行动，健康光靠心动不行，关键在于行动。那就让我们行动起来，遵循健康的生活方式，健康生活每一天！

中国工程院院士
中华医学会名誉会长
钟南山

2011年8月

主编的话

有人说，把深奥的知识，用简单的语言说出来，是本事，是能耐。把复杂的东西简单化、深奥的知识浅显化、通俗化，这才容易进入他人的思维系统，并在大脑沟回中停留下来，以致接受。目前人们更多的呼唤这样的医学科普作品问世。因为健康已成为人们最关心的问题之一，没有健康就没有一切。加之健康的成本越来越高，疾病的负担愈来愈重，因病致贫、因病返贫、人财两空和无法估量的损失及身心痛苦等；人们早就渴望探讨一种健康从容的生活行为方式来增进健康，减少疾病。

美国的研究证实：高超的医疗技术只能减少10%的过早死亡。而健康生活行为方式是不用花多少钱就可以减少70%的过早死亡，也就是说，大多数人通过调整生活行为方式和不良习惯及自我保健能达到健康百岁。

我国的研究表明：1元钱的预防投入可以节省医药费8.59元……

《图说行为决定健康》这套科普丛书就是根据上述宗旨，依据21世纪健康的新主题、新概念和"上医治未病"、"大医治世"的最高境界，让民众在未病时，辨认清楚什么是健康行为？什么是不良生活行为方式？如何改变不良的生活行为方式和生活习惯？如何才能达到积极防御，增强体质，真正做到身心健康？如何让这套科普丛书成为老百姓真正有用的书，也就成为行为医学研究者的一个努力方向："力争写出科学性、通俗性、趣味性、可读性、实用性，写出大众的、写出自己的、写出健康的、写出真实的、写出优秀的、写出生活的、写出实用的，还怕大众不读不用吗？"果真能达到如此效果的话，那才配得上"国家科技支撑计划项目"这个名称，才能对得起读者，才能对得起"行为医学研究者"的称号。

策划这套丛书期间，曾去广州参加一个会议，在飞机上浏览一本期刊，突然一段很有指导价值的语言闯进视野："有野心（雄心）的人都在做精品，靠精品在行业的框架里谋求一席之地，靠精品改变自己。""追求无止境，功到自然成"。这些话仿佛驻扎进了大脑的沟回，一直敦促和激励着自己。并马上尝试着写了几篇样稿，首先在扬州的编委会议上请全国几位著名专家予以

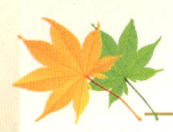

指点；并同时也分发给多个学科的著名教授和几家报刊社，看是否有刊用价值。好在大家都给足了面子，有的发表在卷首，有的用大篇幅刊发在重要版面，并且还加了编者按和配发了个人照片。然而受到鼓励鞭策的我，反倒诚惶诚恐，反倒怕达不到同行学者的期望，更怕的是读者不满意。

该书一改原来医学科普的撰写特点和编排方式，文中配了大量的经典名画和图片，既能彰显科普大气之势，又可增添读者情趣。让人在快乐中赏读，在赏读中愉悦身心、回味无穷。书的重要章节，一般具备"四个一"：即一个故事，一句名言，一段理论，一个对策。其目的是让读者易读、易懂、易用，用之则灵。书中还提出一些新的养生保健理论，为拓宽"健康四大基石"理念，在合理膳食、适量运动、心理平衡、戒烟限酒的基础上，斗胆提出增添早诊早治第五块基石（五大基石）和一大保障的必要性，即：良好睡眠是健康和长寿的重要保障，且不可忽视。心理健康是健康的灵魂，行为健康是健康的基石。不论是哪一种行为不健康或出问题，都有可能带来"杀身之祸"。因此，单纯强调某一行为的重要性，是不全面或者说是不完整的。健康五大基石和一大保障在机体中的综合作用是无法估量的，因为人是一个有机整体，任何一个环节出了问题都不行。所以"行为决定健康"可以囊括所有行为与健康之关系，概莫能外。

该丛书由国内多家医学院校和科研院所的专家学者执笔编撰，尽管我们的宗旨是让大众满意，让医学科普能深入人心，写出百姓喜闻乐见、百姓养生保健实用的书，但由于我们才疏学浅，纰漏和错误之处在所难免，恳请广大读者不吝指正，以便再版修订。

该书得以出版，得到各级领导、国家科技部、中国科协、中华医学会、中华预防医学会、上海市科协、中华医学会行为医学分会和国内多家高等医药院校及多学科知名专家的支持和鼓励，中国工程院院士钟南山教授，在百忙中指导和作序，求真出版社的领导和同志们为本书精心雕琢，还有一些新老朋友的鼎力相助等，都为该书的出版打下基础，铺平道路。在此一并致以真诚谢意！

中华医学会行为医学分会主任委员
《中华行为医学与脑科学杂志》总编

2011 年 8 月于济宁医学院

目 录

第一篇　生活行为方式决定人生

1. 巫师的报复
　　——谈谈生活行为方式 …………………………（ 2 ）
2. 慈禧太后吃什么
　　——谈谈帝王的生活方式 ………………………（ 6 ）
3. 学习"古稀天子"
　　——向富贵病宣战 ………………………………（ 9 ）
4. 登山队里的董事长
　　——富翁的生活行为方式 ………………………（ 12 ）
5. 流浪汉与富翁
　　——幸福感与金钱的关系 ………………………（ 15 ）
6. 他们得了什么怪病
　　——都是幸福惹的祸 ……………………………（ 20 ）
7. 该往回跑了吗
　　——欲望的惩罚 …………………………………（ 23 ）
8. 不做"可怜虫"
　　——怎样化解生活压力 …………………………（ 26 ）
9. 梅花鹿的天敌
　　——运动的作用 …………………………………（ 29 ）
10. 福祸之间
　　——残缺即是保全 ………………………………（ 32 ）
11. 朋友胜良药
　　——朋友有益健康 ………………………………（ 35 ）
12. 边走边看，走走停停
　　——慢生活 ………………………………………（ 39 ）
13. 世界上什么最珍贵
　　——感受幸福 ……………………………………（ 43 ）
14. 山不过来，我就过去
　　——善于变通的行为方式 ………………………（ 46 ）

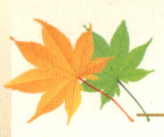

15. 苦难使人强大
    ——积极的生活哲学 …………………………………（49）
16. 抱怨是心灵的毒药 ………………………………………（52）
17. 不做"99族"
    ——知足常乐 …………………………………………（55）
18. 遇事不钻牛角尖
    ——宁静淡泊 …………………………………………（58）
19. 女人为什么比男人多活7年
    ——学习女性的生活行为方式 ………………………（60）

第二篇 情绪与健康

1. 苍蝇与世界冠军
    ——情绪改变人生 ……………………………………（64）
2. 惊险的庄园聚会
    ——合理控制情绪可以挽救生命 ……………………（67）
3. 赞美的力量
    ——抵制消极情绪 ……………………………………（70）
4. 梦的另一种解释
    ——化消极情绪为积极情绪 …………………………（73）
5. 什么是气
    ——如何化解愤怒情绪 ………………………………（76）
6. 宰相肚里能撑船
    ——忍让制冲动 ………………………………………（79）
7. 别去踢"仇恨袋"
    ——如何化解仇恨 ……………………………………（82）
8. 总统的履历
    ——战胜自卑 …………………………………………（84）
9. 小心"蝴蝶效应"
    ——如何摆脱烦恼情绪 ………………………………（87）
10. 军人的祈祷
    ——接受现实，培养理性情绪 ………………………（90）
11. 疏泄情绪 …………………………………………………（93）
12. 一笑了之
    ——幽默化解情绪困扰 ………………………………（96）

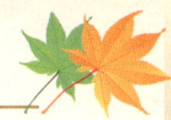

13. 我不知道风向哪里吹
　　——爱情中的迷惘情绪 …………………………………（100）

14. 留半杯水给别人
　　——助人自助更快乐 …………………………………（103）

15. 既生瑜，何生亮
　　——嫉妒是害人的毒药 ………………………………（106）

16. 花未开全月未满
　　——快乐的理由 ………………………………………（109）

17. 与蜗牛同行
　　——给心情放个假 ……………………………………（111）

18. 苏格拉底的船
　　——寻找幸福 …………………………………………（114）

19. 你的心是否仍被监禁
　　——善于忘记 …………………………………………（117）

20. 被唤醒的雕像
　　——什么是心理暗示 …………………………………（120）

21. 望梅止渴
　　——巧用心理暗示助你成功 …………………………（124）

22. 拿破仑的孙子
　　——与人交往中增加自信 ……………………………（127）

23. 心动与风动
　　——如何做到心情平静 ………………………………（130）

24. 你想做哪只猴子
　　——如何克服焦虑情绪 ………………………………（132）

25. 欧阳修对诗
　　——情绪的反向调节法 ………………………………（135）

26. 保持恰当的心理距离
　　——认识孤独感 ………………………………………（138）

27. 老汉的"冲任失调"
　　——宣泄情绪 …………………………………………（141）

28. 等待是一种爱
　　——克服急躁情绪 ……………………………………（143）

29. "五月花"号的收获
　　——心存感激之情 ……………………………………（146）

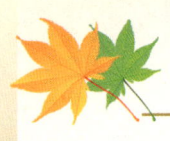

30. 和尚的修道
    ——顺其自然的心境 …………………………………………（149）

第三篇　名人与养生

1. 美丽的哀愁
    ——宋美龄的长寿密码 ………………………………………（152）
2. 120岁的将军
    ——顺其自然的长寿秘诀 ……………………………………（155）
3. 多病的百岁寿星
    ——孙思邈的"十二少"养生法 ……………………………（158）
4. 幽禁的人生
    ——张学良的养生之路 ………………………………………（161）
5. 以画明心，以志养生
    ——白石老人的长寿之道 ……………………………………（164）
6. 书画伴一生
    ——书画家长寿之谜 …………………………………………（167）
7. "我姓钱，但不爱钱"
    ——长寿老人钱学森 …………………………………………（170）
8. 穿衣三分冷，吃饭留点饥
    ——长寿名人的饮食观 ………………………………………（172）
9. 长寿名人告诉你 ……………………………………………………（174）

第四篇　其　他

1. 忍者康 ………………………………………………………………（178）
2. 智者寿 ………………………………………………………………（180）
3. 滥用抗生素是"超级细菌"产生的根源 …………………………（183）
4. 头孢类药物与饮酒
    ——可怕的"双硫仑样反应" ………………………………（187）

后记1. 医学科普的希望 ………………………………………………（192）
后记2. 两个世纪的思想，一个共同的目标 ………………………………（194）

图说行为决定健康 2

第一篇 生活行为方式决定人生

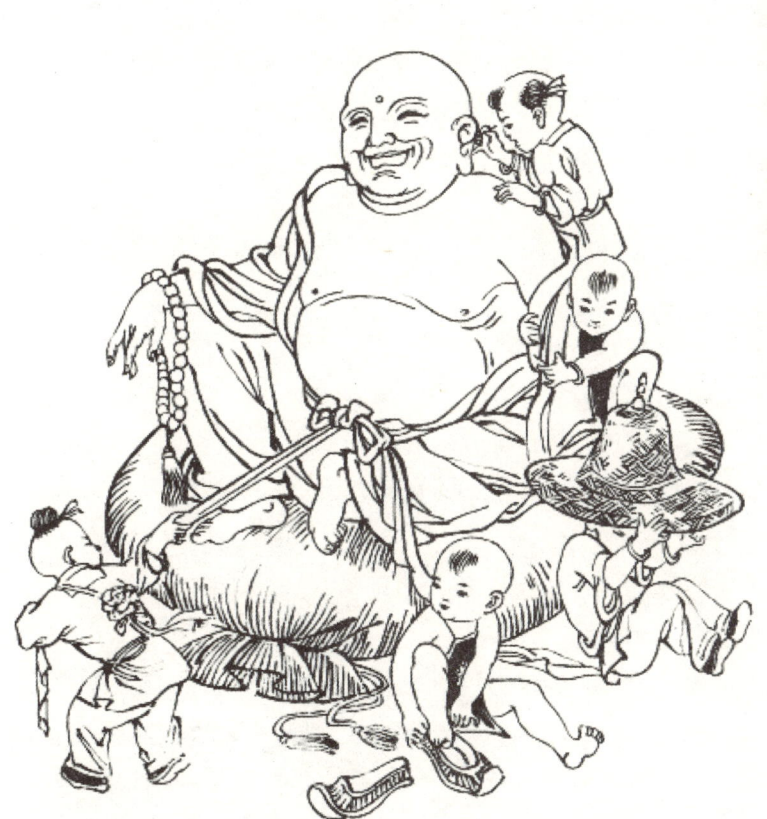

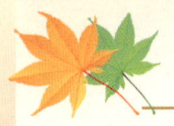

1. 巫师的报复
——谈谈生活行为方式

选对事业可以富足一生，选对朋友可以开心一生，选对环境可以快乐一生，选对伴侣可以幸福一生，选对生活行为方式可以成就一生！

——哲理格言

很久以前，有一个女人，为了报复一个曾深深伤害过她的男人，劫走了他的孩子，并把他交给一个巫师，要求巫师在这个孩子身上使用最凶残的方法进行报复。巫师答应了她。不久，巫师说已经用了最残忍的方法，要她去看看。

妇人一看大怒，那个孩子居然被当地的一位富商收养了，这位富商因为家里没有子嗣，对孩子非常宠爱、骄纵。孩子的生活极尽奢华，要什么有什么，衣来伸手，饭来张口。妇人实在不能忍受了，气愤地质问巫师，巫师告诉她不要着急，等着瞧。

孩子由于饮食过于精美，而且不劳动，年轻时就得了肥胖症、糖尿病；由于没有坚强的意志而不能吃苦读书，导致昏庸无能，不能撑起家族的生意，家庭境况每况愈下，最终破产。

而最后的结果，连这个凶残的女人都觉得太过分了——在家庭破落贫困和自身疾病的双重打击下，他软弱无能，在徒然挣扎了一段时间后，年纪轻轻就走投无路地自杀了。

看了这个故事，恐怕很多父母都要坐不住了，这个阴险的巫师所使用的报复方法，给了我们极大的启示：最凶残的方法是让生活行为方式间接、残忍地戕害一个人——也可能是过一种消极的生活，也可能是极奢侈的环境，然后使其从肉体到精神上被这种生活行为方式所腐蚀、甚至被彻底地摧毁。

在当今社会，由于物质生活越来越富足，许多人都过上了饮食精美、不劳动、要什么有什么的奢侈生活，他们说这叫做"现代生活方式"。但他们不知道等待他们的可能就是传说中的"巫师的报复"啊！

例如，一些令人羡慕的白领、金领，经常会说，我们没有时间啊，我们工作忙、压力大啊。他们在单位坐在电脑旁，回家坐在电视机前，出门开车，进门空调，吃着洋快餐，过的是过去想都不敢想的富裕日子。但是，他们的健康状况如

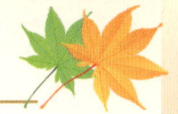

何呢？很多人年纪轻轻得了高血压、冠心病等生活方式病。面对生活方式病日趋增加的严峻现实，我们每个人都有必要重新审视自己的生活行为方式，从现在开始改变种种不良习惯，逐渐形成健康的生活行为方式。

有句话说得好，人生最大的错误，是用健康换取身外之物；人生最大的悲哀，是用生命换取个人烦恼；人生最大的浪费，是用生命解决自己制造的麻烦！

那么，什么是生活行为方式呢？

小辞典

生活行为方式的定义

生活行为方式是指人类生命活动特有的一定模式，为一定的社会经济模式条件下反映民族、阶级、社会群体、个人活动重要特征系统的总和。简单地说，就是指个体或群体在日常生活中的衣、食、住、行等各方面所表现出来的生活习惯和行为。

许多社会医学家针对生活行为方式问题开展综合性的社会医学研究，客观地揭示出生活在不同条件下、不同年龄、性别、职业、社会成分的全体居民及其人群健康的社会制约关系，发现生活方式和生活条件在许多方面对个体和社会健康起着决定和中介作用。

世界卫生组织发布研究结果显示，个人的健康和寿命60%取决于自己的生活行为方式，15%取决于遗传，10%取决于社会因素，8%取决于医疗条件，7%取决于气候影响。可见，在这些影响健康的因素中，有些是不能改变和干预的，如你的性别、年龄、基因等遗传因素，但你不用悲观，这部分只占15%，而剩下的85%是可以改变的，尤其是占60%的生活行为方式完全是在于自己的掌握之中。

人的一生，从胚胎开始到死亡的全过程，几乎身体每个时期的疾病都与生活行为方式、不良嗜好有关。例如高脂饮食易导致肥胖、高血压病、脂肪肝、糖尿病等。生活行为方式对我们每个人来说都是非常重要的。

医学将不健康的生活行为方式归纳为吸烟、运动减少、膳食不平衡、酗酒、生活不规律等，这些不健康的行为方式，是引发高血压、血脂异常、脂肪肝、糖尿病、肥胖等疾病的主要危险因素。

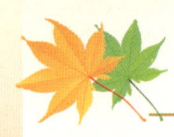

图说行为决定健康 2

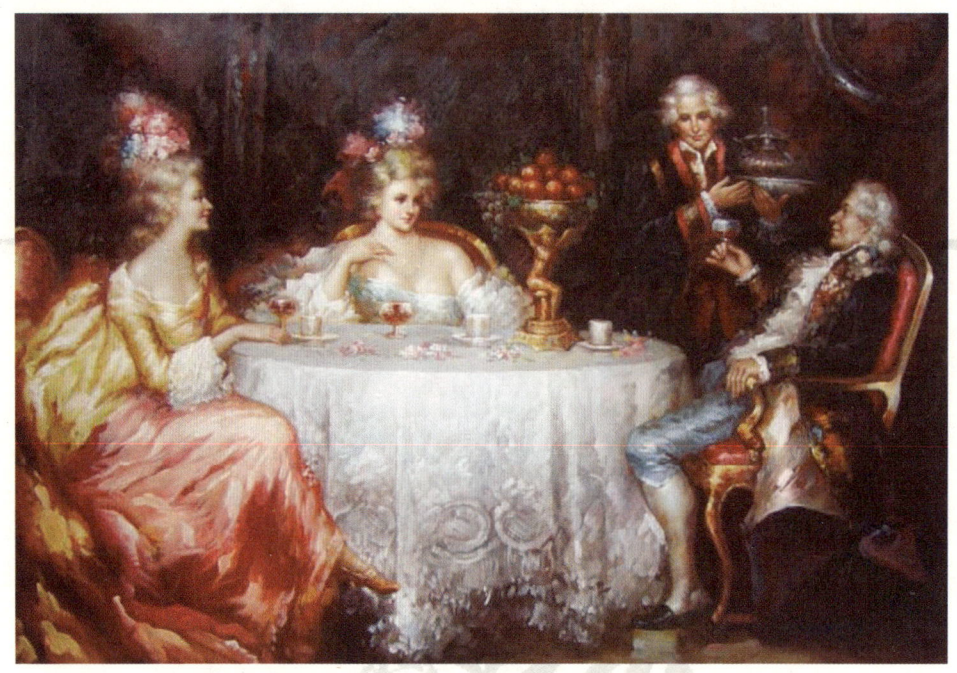

那么，怎样做到健康的生活行为方式呢？

健康的生活行为方式，正如1992年发表的维多利亚宣言中所阐释的——合理膳食、适量运动、戒烟限酒、心理平衡。

据一项调查显示，在社区中向社区成员就健康的生活行为方式进行宣传教育，就可以使高血压发病率下降55%，脑卒中（指脑出血和脑梗死等）下降75%，糖尿病下降50%，肿瘤下降33%。危害中老年人的主要慢性疾病可减少一半以上。大量的医疗实践证明，高血压、糖尿病、脂肪肝、肥胖等生活行为方式病是可以预防的。

 小对策

从现在做起，培养健康的生活行为方式

（1）少食肉。现在虽然生活条件好了，但是要节制自己的饮食，大量食用各种肉类及其制品，会加重某些疾病或诱发某些疾病，应当荤素搭配。

（2）晒太阳。经常接受阳光的适当照射，有助于身体合成大量的维生素D，有益于骨骼健康。不仅如此，医学研究还发现，多种疾病都与维生素D缺乏有关。多晒太阳可以预防多种疾病。

（3）常唱歌。经常唱歌，有益健康长寿，因为唱歌有益大脑的逻辑思维，唱歌使声带、肺部、气管、胸肌等都能得到良好的锻炼。

（4）善偷闲。现代人工作非常繁忙，不过要善于忙中偷闲，静下心来，排除杂念，放松身心，有助于放松紧张的神经，解除神经性头痛，降低血压。

（5）多运动。据研究，走路是最好的休闲和锻炼身体的方式，以步当车可防骨骼退化，有助于增强心肺功能，还有利于新陈代谢，有利于减肥。

（6）享天伦。业余时间，合家团聚，共享天伦之乐，实为有利于身心健康之举。

（7）多行善。俗话说，授人玫瑰，手犹留香。助人为乐，帮人之困，济人之危，可以使你心情舒畅，获得心理满足，有利心理健康。

有人对健康生活行为方式做了总结："喝绿茶，吃大豆，睡好觉，常运动，该哭时哭，该笑时笑。"

2. 慈禧太后吃什么
—— 谈谈帝王的生活方式

前几天，一个偶然的机会，我随一位老师重游圆明园，在重修的风景如画的圆明园里漫步，看到模型室里当年的盛况，心里不禁感慨，当年的皇帝享受的是怎样的九五之尊呀，那他们一定都很幸福长寿吧。但查阅资料发现，情况恰恰相反。

帝王们的寿命

翻开尘封的历史，我们发现从秦始皇到清朝末代皇帝宣统，有史可查其生卒年岁的皇帝有200多位，他们的平均寿命仅39.2岁，其中60岁以上的只有30多位。

再看看年代比较近的明朝皇帝16人，活到70~73岁2人，64岁1人，57岁1人，47岁1人，40岁1人，30余岁8人，20余岁2人。他们的平均年龄为39.5岁。而清朝皇帝活到60多岁的4人，50多岁的2人，40多岁的1人，30多岁的2人，23岁1人，19岁1人，乾隆活得最长为89岁。他们的平均年龄为55岁。

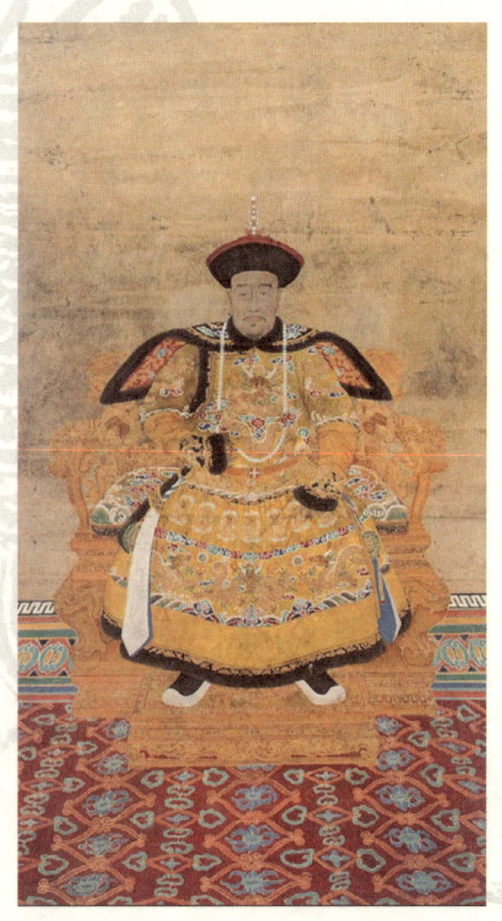

让我们来看看帝王的生活方式。历代皇帝极尽天下之奢华，对饮食养生非常讲究。康熙皇帝在用膳时主张："饮食对养身重要，因此用水必须注意。"清朝从乾隆开始，就以北京西郊玉泉山的泉水作为皇帝饮用水。每天，一辆毛驴拉的水车，上插小黄旗，夜间通过西直门，连王公大臣也得让路，由神武门内入宫。在那个百姓民不聊生、食不果腹的年代，皇帝连用水都如此讲究，其生活的奢靡可见一斑。

慈禧太后的饮食

慈禧太后所处的时代正是外国侵略者侵入中国，企图把中国瓜分为他们殖民地的水深火热的时代。慈禧对外卑躬屈膝，对内残酷镇压，在政治上乏善可陈，但她对自己的饮食是极尽奢侈，在古今中外历史上是有名的。

每天有两餐是规定的"正餐"。在这两次正餐上，便得按照规定，把一百碗菜齐齐整整地端上饭桌来。除掉这两次正餐之外，还有两次小吃；每次小吃，至少也有二十几碗菜，平常总是在四五十碗左右。当然，慈禧的胃口也像常人一样，绝不能容纳这么多，"至多不过三四品，余下的那些，或即弃去，或女官、宫女和那些受宠的太监们依次享用"。

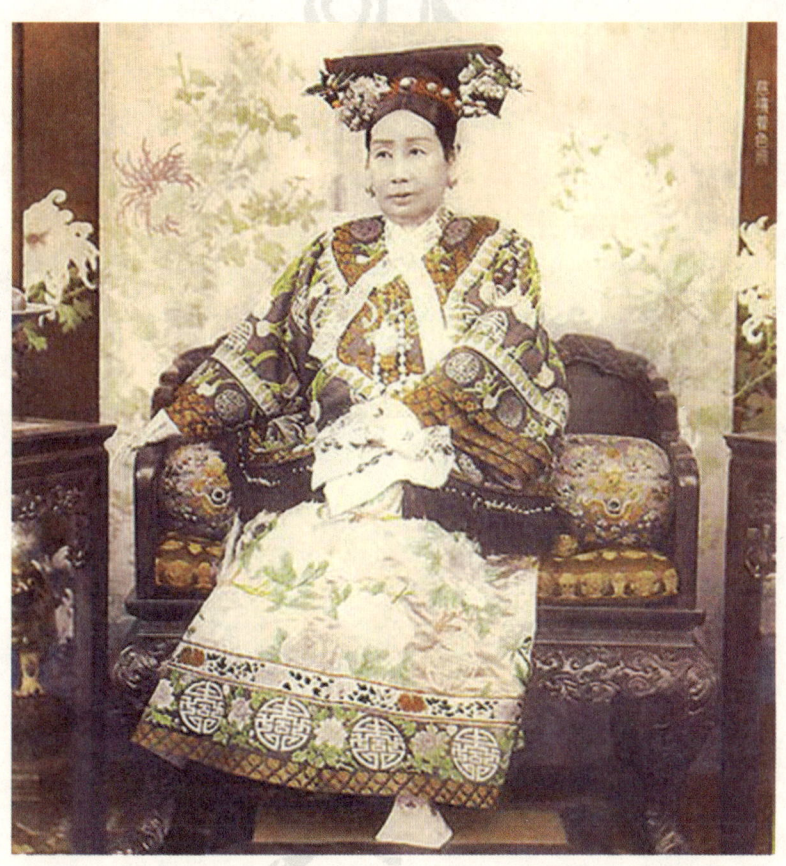

皇帝太后们的饮食如此考究，可是他们的寿命又为什么这么短呢？看来山珍海味、名酒、仙丹不能使人长寿，在吃的方面具有无比优越条件的皇帝，其寿命也至多只能算是和常人相当。

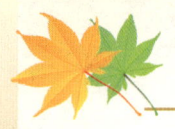

帝王寿命短的具体原因分析如下：

（1）缺乏锻炼。皇帝一般贪图安逸，深居简出，养尊处优，缺少运动，精神生活空虚，生活上的奢望与贪欲，导致他们的内心世界从不得安宁，神经系统紊乱。

（2）乱服"仙丹"。对于封建帝王，他们处于权势之极，如何利用至高无上的权力来延长自己的寿命，无疑是他们最重要的大事之一。但古时候科技的落后导致他们无法知道延年益寿的正确方法。因此，皇帝大多迷信佛事，为了追求"长生不老"，而请人到处寻找"仙丹"。

例如，汉武帝晚年筑"承露盘"，以为从高耸入云的盘子里接露水喝便可长生不老。汉朝、明朝各有一位皇帝，吃了"炼丹师"炼的金丹就驾崩了。明朝朱常洛皇帝，吃了别人进上的红丸，只活了35岁就驾崩了。这些崇信道术的皇帝，以为服食神秘的自然和人造之物就能够延年益寿。殊不知这样的结果往往适得其反，服用了含有大量铅、汞等重金属的"长生丹"，反而导致重金属中毒而早死。

（3）饮食过于求精。帝王们经常嗜食肥甘厚味及精美食品，长时间缺乏维生素及食物纤维素，使人体营养不平衡，热量过剩，脂肪代谢紊乱而极易发生心脑血管病变、糖尿病、癌症等病。

（4）沉溺酒色。众所周知，皇帝都是三宫六院、七十二偏妃，长期无度地沉溺于酒色，使肾精耗伤，元气日虚，最后导致精血不足致使早衰；使人体神经系统、血液循环系统功能紊乱，导致精神涣散、气血不充、形体脆弱、免疫力下降，各种疾病频发而早亡。

3. 学习"古稀天子"
——向富贵病宣战

我国历史上200多个皇帝中，长寿的前三名为：南北朝时的梁武帝萧衍活了86岁，女皇帝武则天享年82岁，而乾隆则寿高89岁，是中国封建皇帝中的长寿之最。乾隆皇帝是清朝第6代君主，在位60年，他经历了康熙、雍正、乾隆、嘉庆四朝，享受了几代同堂的天伦之乐，被人们称为"古稀天子"。

乾隆的长寿和他的生活行为方式是分不开的。

（1）乾隆善骑射，多年来一直没有停止骑马锻炼，这种运动可以活动筋骨、强身健体。

（2）乾隆喜好"旅游"，经常微服出巡。"乾隆皇帝下江南"的故事，更是家喻户晓。他曾六下江南、三上五台山，游览了全国主要名山大川、古刹佛寺，他常以微服出巡为乐，走出宫廷。如此涉足野外和宽阔幽静之地，欣赏自然美景，呼吸新鲜空气，既锻炼了身体，又陶冶了情操。

（3）乾隆好读书，善诗文，是封建帝王之中少有的多才多艺的皇帝，琴棋

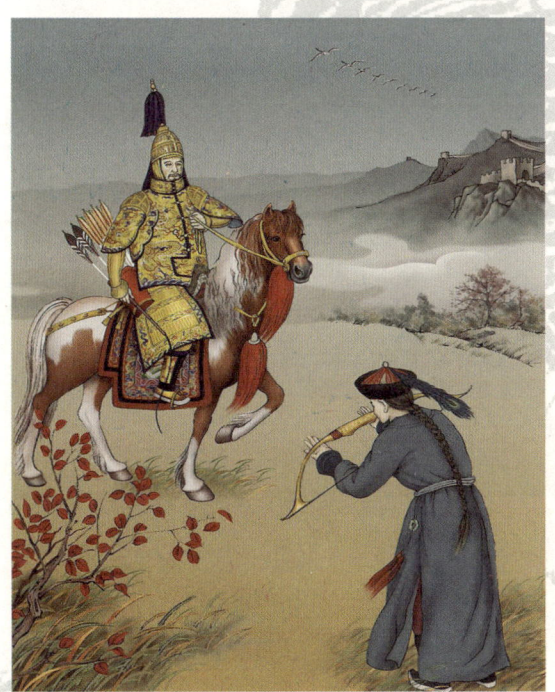

书画，样样精通。这样可以怡情养性、愉悦身心。

（4）乾隆的起居作息很有规律。大约6时起床，洗漱后用早膳。上午处理政务，和大臣们议事，午后游览休息。晚饭后看书习字，作文赋诗，然后就寝。

（5）饮食习惯健康。他的膳食以新鲜蔬菜为主，少吃肉类，野味少而食之，并且从不过饱。他对饮用水十分讲究，以西山泉水作为御用水。乾隆还效法祖父康熙从不抽烟，但喜饮茶。

正因为上述原因，乾隆成为中

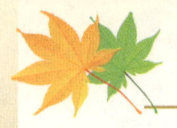

国皇帝的特例而长寿。

通过对皇帝行为方式的分析，我们应当反思，处于现代的我们有没有糟蹋自己的健康呢？仔细一想，这种情况是普遍存在的。我们现代人的生活可以说是衣食无忧，甚至连许多古代皇帝没有享用的东西，我们也都享受上了。例如，我们出门汽车，进门空调，到家看电视，上班看电脑，吃饭大鱼大肉。许多人年轻时，自恃年轻力壮，不重视体育锻炼，家人劝他们运动，他们总是推说"没有时间"，天长日久，体能起了变化，器官逐渐萎缩，精神开始颓唐，身体每况愈下，终日与药为伍。有的人刚到中年，就频繁生病住院，住进医院后才意识到"有时间"了，可此时已经疾病缠身。同时他们工作压力极大。下面这首打油诗生动描绘了现代人生活行为方式的"怪现象"：

金钱越来越多，快乐越来越少。
房子越住越大，睡眠越来越少。
官位越做越高，自由越来越少。
朋友越来越多，友情越来越少。
饮食越来越精，健康越来越少。

许多企业的老总和精英们，年纪轻轻就患上了各种疾病。最近，有关方面对北京中关村从事高科技工作的硕士、博士进行了一个死亡年龄的统计，发现平均寿命不到53岁。硕士、博士本来是社会的精英、国家的栋梁，却一个个英年早逝，这对国家、社会、亲人是多么巨大的损失啊！许多人都是在生病后才意识到健康的重要。而健康恰恰是被自己慢慢糟蹋掉的，寿命也因此被削减。这种情况，有人叫做"富贵病"。我们给大家提点对策，供大家参考。

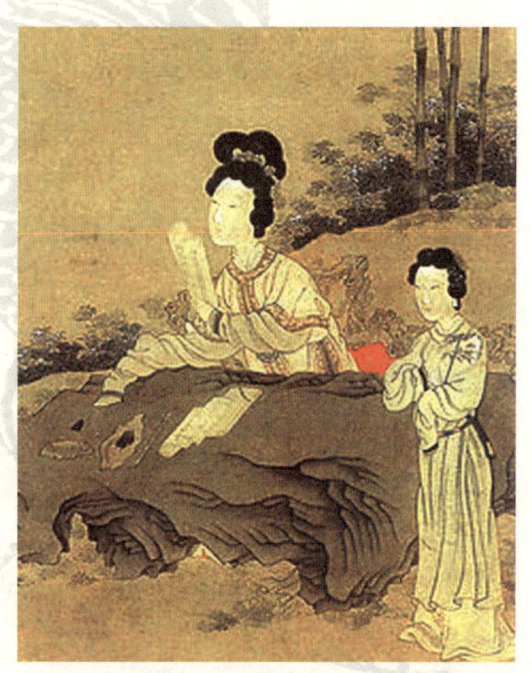

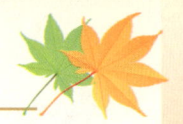

 **小对策**

向"富贵病"宣战

（1）增加运动。广西105岁长寿老人介绍长寿体会时说："秘诀是天天劳动，补药是阳光雨露。""懒惰催人老，勤劳得高寿。"生命活动就是新陈代谢的过程，而人体新陈代谢水平的高低与人的劳动、锻炼密切相关。勤劳者由于体内新陈代谢旺盛，各器官的生理功能得到充分调动和发挥，筋骨强健，耳聪目明，身体自然就棒。

（2）多呼吸新鲜空气。走出办公室和商场，休闲的时候多去野外，呼吸一点新鲜空气。现代科学家们发现，山林、海滨、农村的空气中，有一种对人体健康极为有益的负离子，经常去这些地方走走对身体有益。

（3）节食素食。现在生活好起来了，人们免不了把"好东西"拼命往嘴里送，结果造成高脂血症、高血压、糖尿病患者很多。你可以吃些粗茶淡饭，又省钱又健康。俗话说，"鱼生火，肉生痰，豆腐青菜保平安"。随着人们生活水平的提高，我国疾病谱发生了重大变化，目前死亡率最高的是心脑血管疾病。这种疾病与血中的胆固醇含量关系极为密切，而血中胆固醇的浓度又与饮食中胆固醇的含量有关。当人食入的胆固醇超过人体的需要时，胆固醇就沉积在血管壁上，动脉粥样硬化、高血压病、冠心病等便由此而生。控制总摄入量，多吃素食，少吃点肉，对人的健康很有益处。

（4）平衡情绪。每个人的情绪，犹如天气，肯定会经常发生变化，时好时坏，不足为奇，但世界上没有任何东西比情绪更能影响人们的身体健康了。负面情绪会破坏你的免疫力，建议大家尽量保持情绪平衡，对健康的好处比吃多少补品都更加有益。

4. 登山队里的董事长
——富翁的生活行为方式

在珠穆朗玛峰的登山大本营中驻扎着来自各个国家的登山队，他们风餐露宿，挑战极限。他们大多是职业登山运动员，但其中有一个特殊的人，他就是"万科"总裁、著名的王石董事长。他是内地最大年纪——52岁登上珠峰的纪录保持者。

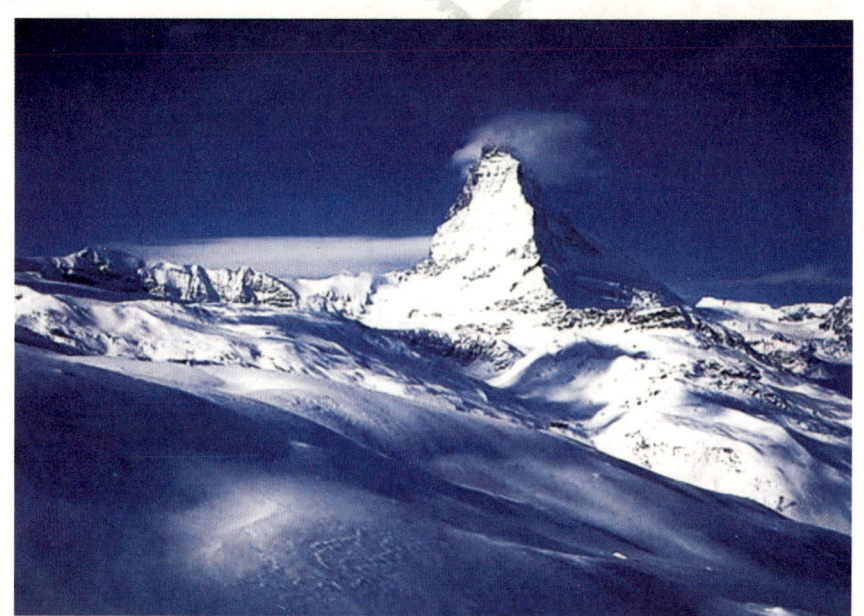

王石登山时和队友一样，20天不洗脸，不刷牙，不洗澡，吃同样的饭菜，同样有高山反应，这时的王石只是一个普通的登山爱好者。只有在他面色严肃、利用卫星电话操纵着万科公司的运转时，你才会感觉到他是著名上市公司的大老板。王石觉得"这样的生活方式让我觉得生活更有意义，更应珍惜它。况且它并不影响我的工作"。他说："登山可以使人更珍惜平时会忽略掉的东西。我平时住在宾馆的时候，服务员送来一个普通的苹果，我经常想不起来去吃。可一旦登山开始几天后，如果能吃到苹果，你咬一口，那种感觉真是太美好了。登山既是生命的浓缩，也是生命的延长。登山时很痛苦，你总想放弃，你以为你上不去了，可有时候成功就在于你是否能够再坚持一下。这种体验在生活中一般需要十几年的时间才能体会到，可经过登山，一个星期就能体会到。"

听完这个故事，有人可能认为，这是有钱人实在无聊了才去寻找刺激。其实不然，实际上，不要说是上七八千米的雪山，即使平时攀登深圳附近几百米的小山，王石都一定要拄着拐杖，因为直到现在他的左腿还是隐隐作痛，随时都有可能突然倒下去。很早以前，医生就断定王石将来会瘫痪，但是这么多年过去了，他还在坚强地行走，正是当初瘫痪的可能造就了一个登山的王石。在这样的身体条件下王石还在进行着一系列的极限运动，可见作为万科的掌门人，王石不仅有着经商的头脑，更具备过人的意志力和胆识。

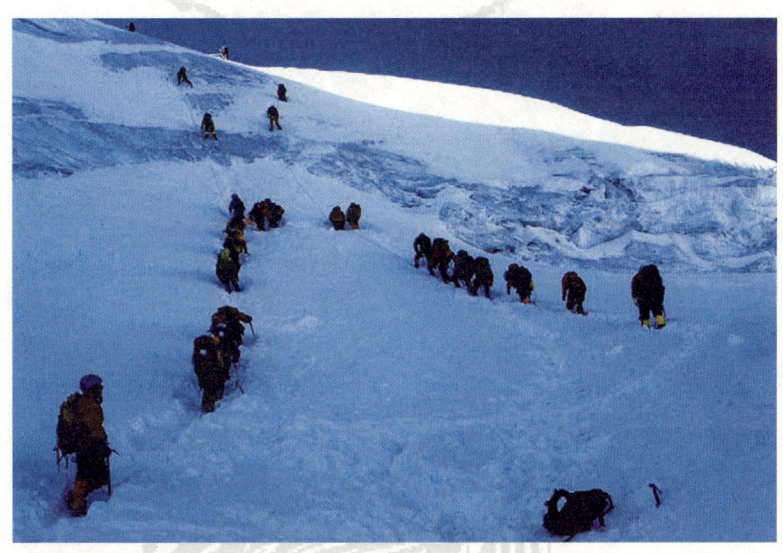

有记者问他登山的感悟，他不无感慨地说，在自己看来，创业是拿钱冒风险，而登山则是拿生命冒风险。在他的生活中，创业和登山几乎是交织在一起进行的，有时是创业的经验鼓舞他去登山，而有时是登山的感悟使他能够更加积极地创业。对他而言，攀登高山的目的不是为了征服高山，而是为了征服自己。

同样百亿家产的大地产商人潘石屹，靠投资和地产起家，他的太太同时也是他事业上的合作伙伴，甚至比他家产更多。太太经常提醒他，"做人要学会感恩，要让步，要少一点欲望"。于是，他们给自己的两个儿子取名为"潘让和潘少"，来不断地提示自己在功成名就后做人的准则。

在课堂上，笔者每次讲到马斯洛的需要层次理论的时候，学生们难以理解什么是自我实现的最高层次需要，于是我就问我的学生："设想一下，如果你有了足够的钱，足够支付你这辈子的衣食住行，什么房子车子票子孩子都不成问题的时候，你还想干什么？"这下把他们问住了，他们可能从来也没有想到有那样的一天吧，有的摇头，有的若有所思。是啊，这就是有许多暴发户不知道如何花钱的原因，因为他们还没有来得及思考。上个世纪末，许多"先富起来"的人，

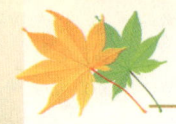

他们的思想严重滞后于财富的积累速度,有了钱就是不知道该怎么花,于是就有"豆浆买两碗,喝一碗,倒一碗"的显富行为。还有一则笑话这样说,"我赚钱了,赚钱了,可不知道怎么去花。我有钱了,光手机就买了仨,左手拿着诺基亚,右手拿着摩托罗拉,电信联通小灵通,一天换一个电话号码……"。

那么我们有了钱以后干什么,或者是那些已经有了钱的人在干什么呢?

最近的一则新闻给了我们很大的启示,世界最大的富翁巴菲特和比尔·盖茨共同成立了基金会,把自己全部财产都捐献给了这个基金会并致力于全人类的慈善事业,在他们看来自己把全部财产都留给子孙是一件可悲的事情。巴菲特虽然被称为"世界股神",财产可以说"富可敌国",但在日常生活当中,却是一个不折不扣的"吝啬的人"。有一次,他的太太从家具店买回了一套中档家具,想替换一下家里的"老古董",却被不愿花钱买"享受"的巴菲特责难了一番,没办法,只好又退回到家具店。而且,巴菲特现在还居住在他出生的那个偏僻的小城镇,住着上个世纪建造的一套老房子。

可能这种生活方式会遭到我们身边所谓"大款"的嘲笑了,他们在饭店吃过了"满汉全席",又去歌厅找个"小姐",最后回到自己的豪华别墅,搂着比自己年轻20岁的妻子入睡,但结果是夜里严重失眠。曾经有一位富商说,他在自己的豪华别墅中难以入眠,而且看遍了中西医也无法治愈,每天晚上最害怕的事情就是睡觉,每天夜里每隔两个小时他要换一个卧室,来回地折腾,直到精疲力竭时或许能眯上一觉。他有很多钱,但他并不幸福。后来他发现,自己偶尔在工作累得不行时,想暂时在办公室的折叠椅子上休息一会,没想到竟然睡着了,而且睡得还很香。之后,他故意把工作拖得很晚,在办公室里睡觉,没想到竟真的比在别墅里睡得踏实。从此他不回别墅了,每天在几平方米的办公室小屋里睡觉。

有一句格言说得好,人之所以痛苦,是因为追求错误的东西。

有些人总认为钱不够多,其实你痛苦的原因不在于钱;有些人"自以为拥有财富,其实是被财富所拥有"。

最后还是问您一句,如果您有了足够的钱,您会去干什么?那么现在就去做吧,因为幸福与钱无关。

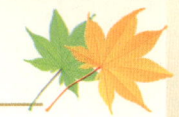

5. 流浪汉与富翁
——幸福感与金钱的关系

继承遗产不是幸福，创造财富才是幸福；
功成名就不是幸福，感悟自我才是幸福；
身强体壮不是幸福，身心满足才是幸福；
高屋华堂不是幸福，寝食自安才是幸福；
位高权重不是幸福，俯仰自得才是幸福；
什么都拿得起不是幸福，什么都放得下才是幸福。

此钱与彼钱

老王有一次出差去外地，从酒店打车去机场，到达机场后司机要他付100元，老王和他的朋友都认为太高了，认为司机有绕道行为，价格不合理。司机辩解了几句，没有什么效果。出人意料的是，后来这位司机气愤地一言不发，关上车门，不由分说地把车又开回了酒店，并让他们下车："你们重新打车再去机场吧，看看是不是这个价！"老王真是哭笑不得。

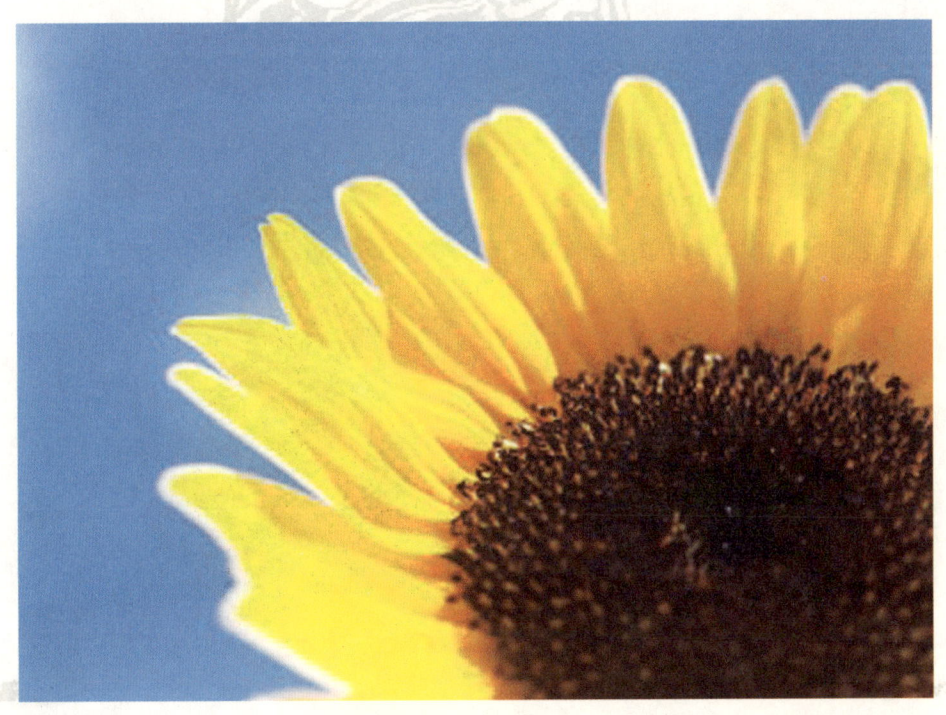

第一篇 生活行为方式决定人生

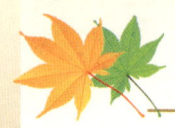

很多人对司机的行为都不能理解,但我们可以用一种人对金钱的态度理论来解释,就是"风险决策后的输赢结果对人而言是不对等的,减少100元带给人的痛苦,远远大于增加100元带给人的幸福感。"其基本结论是:人们最在乎的是他们已经得到的东西。

谈到这个故事,让人想到一则谚语——煮熟的鸭子飞了,有人可能要发疯;活鸭子从眼前飞过,人们却无动于衷。在不同的钱面前,人与人不一样;在不同的人面前,钱与钱不一样。看来金钱与幸福感的关系还真不是一句两句话能说清楚的。

流浪汉与富翁谁更幸福

在一片美丽的海滩上,两个人在晒太阳。一个躺在遮阳伞下,是个富翁;另一个躺在沙子上,是个流浪汉。富翁觉得奇怪,想去教育一下流浪汉,走过去对他说:"嗨,你为什么不去找个工作呀,你的身体很健康,完全可以养活自己。"流浪汉一边享受着免费的阳光,一边斜着眼睛看富翁:"我为什么要去工作?"

"去工作你能赚很多钱,不仅能养活自己,也许还能成为富人!"

"然后呢?"流浪汉问道。

"然后啊,你就可以像我这样无忧无虑地躺在海边晒太阳啦。"

"可是现在我已经在无忧无虑地躺在海边晒太阳啦!"流浪汉得意地说。

富人无语。

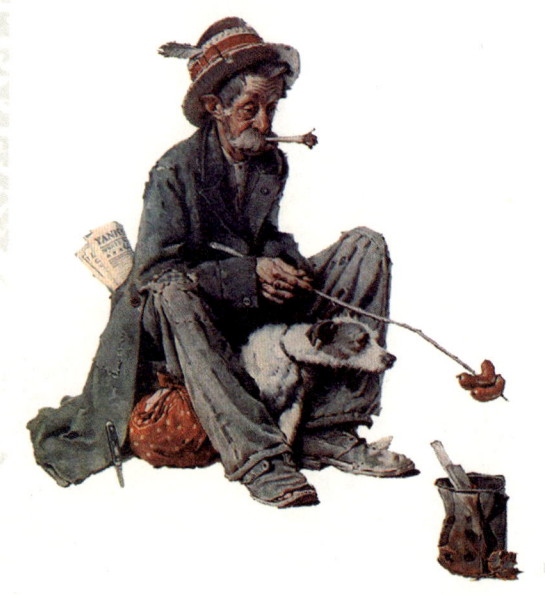

对于金钱与幸福之间的关系,经济学家认为,财富对幸福感或生活满意度有直接的影响,因为高收入能为个体提供更有利的机遇和选择,因此增加财富就能增加幸福。

最近的30多年来,中国在市场经济的带动下发生了翻天覆地的变化,人们的生活质量得到了较大改善,基本解决了温饱问题,逐渐步入小康社会。按理说,人们会感到生活越来越幸福。然而,最新的

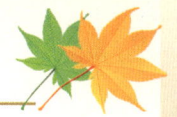

一项社会调查显示，2005年，72.7%的城乡居民感觉生活是幸福的，比上年下降了5个百分点。另有一项调查表明，中国人的幸福感在过去10年中先升后降，与中国稳步上升的经济发展曲线并不同步。这是为什么呢？首先我们来弄清什么是"幸福感"。

小辞典

幸福感

　　心理学家认为，幸福感是主体对客观生活的主观感受。

　　国外心理学家曾对当年美国《福布斯》杂志公布的100位最富裕的美国人进行了调查，结果发现与一般的美国人相比，他们只是稍微幸福"那么一点点"。其中49位超级富翁中，有80%的人报告"钱可以增加或者减少幸福，关键看你怎么使用它。"一位富翁从来不记得自己曾经幸福过。一位妇女报告钱不能解除由她孩子的问题所造成的痛苦。

　　而从中国的情况来看，收入与幸福感也没有直接的因果关系。有关专家对中国6个城市进行了一次幸福感指数的测试。结果显示：六大城市的幸福指数从高到低依次是杭州、成都、北京、西安、上海、武汉。从当前幸福指数与人均月收入对照来看，上海人均月收入最高，但幸福指数排倒数第二；成都人均月收入最低，但幸福指数排第二；杭州人均月收入居中，幸福指数却最高。

　　这是因为，国内外研究都发现，金钱对幸福感的影响是相对的。在一定范围之内，金钱对幸福感的影响较大，例如在贫困的地区，每增加一些财富，都会改变人们的物质生活、医疗、教育等生活条件；而一旦超出这个范围，金钱对幸福感就不产生什么大的影响或者根本不产生影响了，这就是许多富翁对金钱麻木的原因了。

　　金钱本身是没有害的，事实上，当金钱被用来帮助满足大量的基本需求时是很有益处的，毕竟，"没有钱是万万不能的"；但是，"钱也不是万能的"，生活中还有许多金钱解决不了的事情，比如，金钱不能增加父母之爱、夫妻之情、朋友之义，因为缺少钱不是它的根源。所以，金钱与幸福感的关系不在于挣钱的目

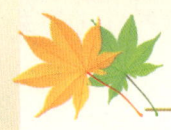

标本身,而在于挣钱的动机。

而更常见的是,当财富积累到一定程度,就像贫穷背负到一定程度一样,是会以一个大包袱的形态出现的,没有超强而坚定的内心力量,不足以将其化解,故而富人们总是会为财富所累,穷人们也总是会为贫穷所累,这两样发展到极致的时候,都会成为人性的累赘。而有钱人的日子,只有你真的过上了,才会明白并不像江湖上传言的那样好。而没钱的日子,只有你真的失去了,也才会顿悟,原来在贫穷的蚌壳里,未必不会珍藏着几粒难得的人生珍珠。

 **小测试**

你爱钱吗

现在想象一下,如果你参加一场宴会,当服务生端着饮料给你时,托盘里的杯子有着多少不同的饮料,你会选择哪一杯呢?

A. 半杯

B. 空杯

C. 全满

D. 八分满

分析:

A. 你是一个做事非常谨慎的人,对金钱的处理也同样,因此你是一个对金钱欲望不强的人。

B. 你是一个很会赚钱的穷人。你是一个对金钱的欲望非常强的人,但是却还不确定你到底需要有多少钱。

C. 你是一个非常贪婪的人,对于所有的东西都想尽收眼底,对金钱的贪欲极强,欲望也极强。

D. 你是一个对金钱欲望强烈但也善于支配金钱的人。你自制能力很强,且不会轻易进行危险的金钱交易。

那么,我们怎样对待金钱,才能增加幸福感呢?在这里我向大家提几条建议。

对待金钱要有三种心境:

一是钱少时要自得其乐。逆境时意味着光明就在前面,正如心理学家告诉我们的：自觉保持永远快乐的心境能够抵御一切逆境。想想那些有钱的人不一定比我快乐多少。

　　二是钱够花时要知足常乐。因为幸福本无固定标准，幸福是一种见仁见智的感受。一位哲学家说过："生活像镜子，你笑它也笑，你哭它也哭"。

　　三是钱很多时要助人为乐。有的富翁虽然钱很多，但是得不到幸福感，其原因是过于自私，而助人为乐是人生快乐之本。在助人的过程中，自己的人格得到升华、心灵得到净化，同时能获得更大的幸福感。

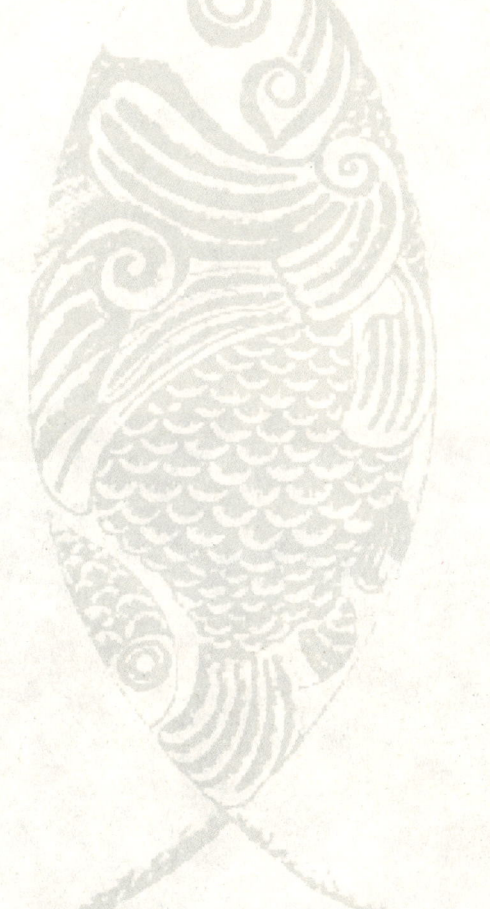

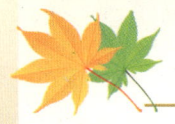

6. 他们得了什么怪病

—— 都是幸福惹的祸

　　幸福不是你随身携带的金银包裹，幸福是排除杂念与妄想、洗掉浮华与焦躁后的清净纯粹之气，是全部身心沉浸在自己所爱事业中的专注神情，在这样的人身上我们发现幸福的衣香鬓影。

——哲理格言

　　传说很久很久以前，有一个富裕的村庄，这个村子里的人靠着祖上留下的房产和财富可以无忧无虑地度日。于是，村子里的人谁也不去劳动，每天就是打牌玩乐，游手好闲，过着神仙般的日子。可是好景不长，这个村子里王二的妈妈最近得了一种奇怪的病，浑身无力，头晕眼花，夜里无法入睡，每天痛苦不堪。看着妈妈如此痛苦，孝顺的王二发誓不惜一切代价要将妈妈治好，他请来村里最好的医生，到很远的地方去买药，每天给妈妈做最有营养的各种珍奇美食，一点活也不让她干，每天就躺在床上安心养病。但妈妈的病仍然不见起色，反而越来越重。王二非常着急。但奇怪的是，王二妈妈生病后，同村的人一个接一个地也得了类似的病，都是异常痛苦又查不出病因，而且年轻人也不能逃脱疾病的折磨。

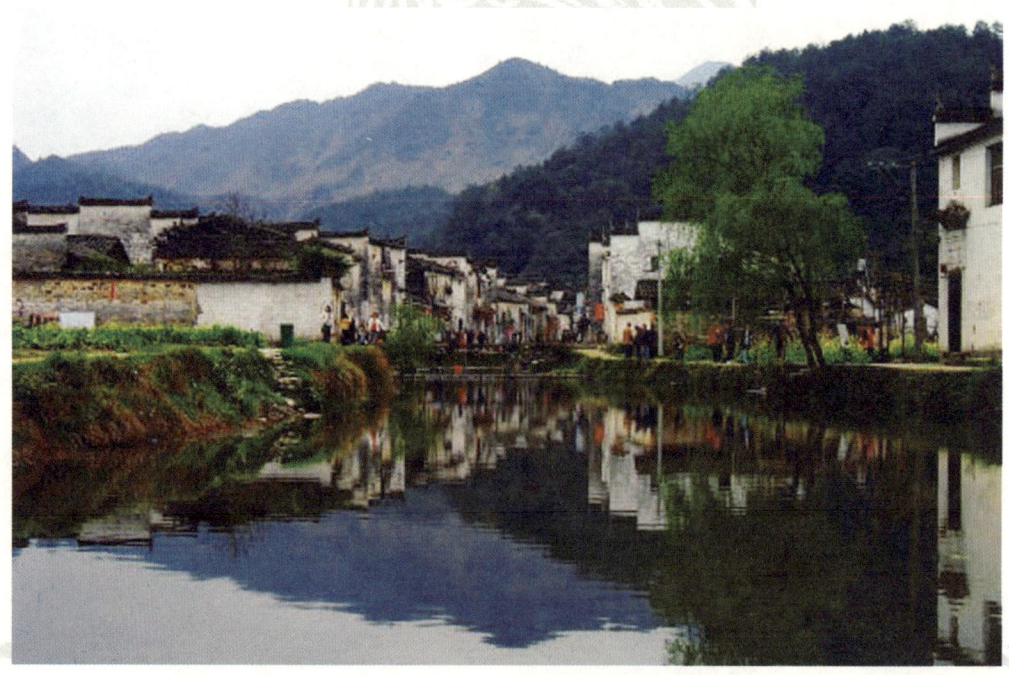

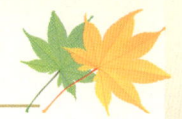

大家开始害怕了，纷纷猜测是不是这个村子的风水有问题，或者是不是有"瘟疫"在流行，一时间谣言四起，人心惶惶。

眼看病情日渐严重，为了挽救母亲，王二终于决定放弃土地和房产，远走他乡。由于长期为母亲治病，花掉了大量的金钱，他手中的现金已经所剩无几，于是，他们一边走、一边打听治病的郎中，钱不够用，王二就帮人打短工度日，生活水平直线下降，再也吃不起鱼肉美食，每日只能粗茶淡饭。王二母亲也不能安心在家养病，而是在家为王二准备一日三餐，还要往返几里地为王二送饭。这样的苦日子过了一段时间，奇迹发生了，王二的母亲竟然一天天地好起来了。她的脸色由于每日的奔走变得红扑扑，身体也结实了，原来的症状不翼而飞。惊喜的王二遇到村里人就把这个好消息告诉了他们，村里人认为这是离开"风水不好"的村庄的效果，于是村里人开始了大规模的迁徙，他们都抛弃财产，来到这个贫穷的地方，凭劳动养家治病，说来也奇怪，很多人的病竟都好了。从此再也没人敢去那个会让人得怪病的"富裕"村庄，都宁愿过着贫穷而艰难的日子。

听了这个故事，可能许多人都有了自己的想法，那个富裕的村庄并不是"风水不好"，而是大家长时间不用劳动的"富贵"生活导致了疾病的产生。就像我们经常听说的，过去越是有钱人家娇生惯养的子女就越是难养。没钱人家的孩子睡在凉地上，三餐吃得也不讲究，却结实得很；而富人家的孩子通常都是很娇贵的，穿蚕丝，吃美食，但身体却娇弱不堪。这就是所谓的"幸福病"。人生的任何一种事物都是双刃剑，人人都追求幸福的生活，但有"幸福病"等着你呢。

如果我们从行为医学的角度来看，这种病是不健康的行为方式造成的。

那么我们来看看"幸福病"的来源，谈谈如何应对它，怎样才能做到"身在福中不得病"呢？

小对策

预防"幸福病"

（1）吃饭七分饱，不怕吃得少。一天8杯水，不够喝汤找。研究发现，吃饭过饱、吃得过于精细的动物，不如吃得少、吃得杂的动物寿命长。人的饮食也是同样的道理。

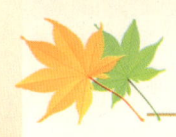

（2）每天要运动，走路、爬楼、慢跑。人一旦有钱了，过上富贵生活后，首先回避的就是劳动，甚至运动。有的富人家甚至做家务、带孩子都要请保姆来做，自己好享清闲，殊不知这样做的结果是使自己丧失了最后一点点做家务劳动的机会，而没有劳动机会的结果则是"幸福病"缠身。另外，由于较少活动肢体，导致思想过于活跃，易于患各种心理疾病，又由于对自己身体的敏感，导致症状不断加重，且不易治愈。

（3）每晚8小时，睡眠不能少。作息时间的不规律也是造成"幸福病"的原因之一。由于不用上班，也无人监督，有人彻夜娱乐，日夜颠倒。这是很不利于健康的。

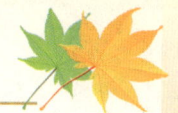

7. 该往回跑了吗

——欲望的惩罚

欲望的泉水喷得太满，会使盛它的杯子冲倒。

——尼采

传说有一个农夫，每天早出晚归地耕种一小片贫瘠的土地供养自己的家人，累死累活，却收成甚微。一天，他碰到一位无所不能的神仙，她同情可怜农夫的境遇，就对农夫说，只要他能往前跑过一圈再跑回来——无论这一圈有多么大——那么他跑过的所有地方就全部归其所有了。农夫听后欣喜若狂，两眼放光。于是，农夫兴奋地朝前方跑去。跑累了，想停下来休息一会儿，然而一想到家里的妻子儿女们都需要更多的土地来生活，就又拼命地往前跑……有人告诉他，你到该往回跑的时候了，不然，你就完了。农夫根本听不进去，他只想得到更多的土地、更多的金钱、更多的生活享受，过像富人一样的生活。可是，不幸的事情终于发生了，他终因心衰力竭，倒地而亡。生命没有了，土地没有了，一切都没有了，欲望使他失去了一切。

这个故事让我想起了自己小时候，老人们常常给我讲的一个故事——太阳山的传说：

很久以前有一座山叫做太阳山，据说里面有无数的稀世宝藏，但有一个咒语，那就是进去拿宝藏的人必须赶在太阳下山之前出来，只要最后一缕太阳光消失，山门就会自动关闭，而人也将在里面窒息而死。这个后果很严重，可山里的青年们有许多还是被财富吸引着，冒险前往。不幸的是，凡是进去的人就再也没有出来过。两个兄弟决定拼死一搏，他们准备好几个大口袋，便进山了。他们看到了从未见过的金银财宝，于是拼命地往袋子里装。他们装啊装，忘了时间，眼看太阳要下山了，但为了再多装一条宝贵的珍珠项链，他们错过了太阳最后的余晖，被永远地封在了山里。

每当我在人生的道路上遇到吸引我的欲望之光，我的脑海里都会闪现这个古老的传说，我都要问自己，自己不会做那个"太阳山的老大"吧?!

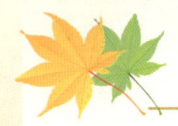

固然，上帝赋予人欲望，欲望有它积极的一面，在一定程度上，它是人前进的动力。人活着，当然要努力奋斗往前走。但与人生中的任何一件事物一样，人在发展欲望的同时应该懂得对欲望的控制，也要知道什么时候该"往回跑"。不然，欲望就会发展至贪婪成性，我们就会被欲望之火烧伤，甚至在欲望中沉沦，迷失方向，以致走向绝境。那么如何防止欲望之火烧身呢？

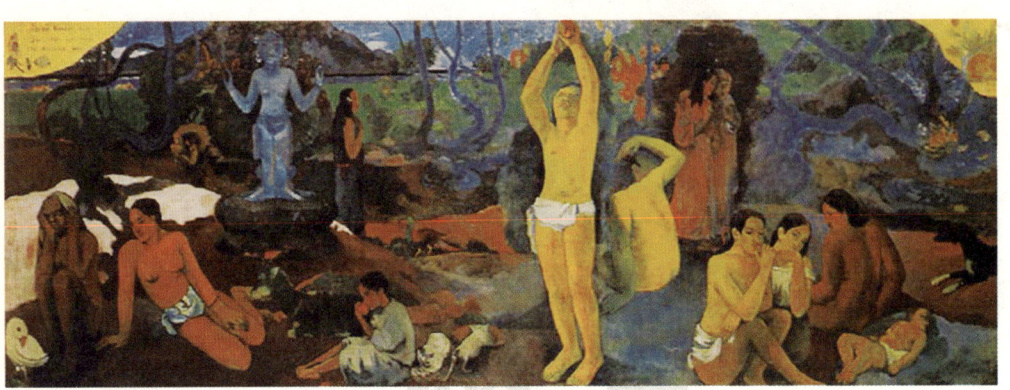

 小对策

抵制欲望

（1）欲望目标不要过高。做什么事情都不要过度，制定目标也是一样。生活中有人希望自己达到一个什么样的生活目标，比如"有房、有车、有票子"等，定的标准越高，一旦达不到，心理上的情绪冲突越大，这也是社会心理学的一个结论。于"官"念、于"钱"途、于"物"欲，调低期望值，低调做人。虽然，"志当存高远"一向为人称道，但没有芸芸众生何谓社会？虽然，"不想当将军的士兵不是好士兵"一向有人欣赏，但没有小小兵卒组成军队，谈何将军？天上只有一个太阳，地上只有一个珠峰。群星虽没有太阳耀眼，同样熠熠生辉；群山虽没有珠峰的高大，同样勃勃向上。例如，有些人平时学习成绩平平，却想进重点大学深造，结果难免失望。事情的发展结果同你原先的期望不符合，期望越是过高，失望越是沉重。我们应该追求同自己的能力相当的目标。所以，我们做人不妨低调一点，定的目标实际一点，这样我们会更加快乐，情绪也会更加健康。

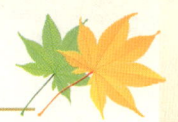

（2）知足常乐。有的人得到的虽然很多，但还不知道满足，欲望过多，事事苛求的话，就永远得不到满足，情绪也因此不好。因此我们不妨对人对事宽容一点，不要求十全十美，知道世间不如意事十之八九，对自己拥有的一切心怀感激之意，就可以减少烦恼，保持良好的心境。

（3）顺其自然。自己有多少财富、有多少才能，又有多少的机遇，有相当一部分是由于基因、所处环境所决定的，个人的打拼固然重要，但是在打拼的背后，我们要留有一点自省的余地。看看奋力去争取的是否是我们真正需要的。有时候人们付出许多代价去争取来的反而会伤害我们的感情和健康，这样就得不偿失了。

（4）凡事适可而止。对于欲望尤其要适可而止。做什么事情都不要过度，就是所谓的"过犹不及"。有人经常会问，那么怎么判断什么时候是"可"，而应当"止"呢？我认为其中最基本的是保持"心理平衡的愉悦感"。有的家长不断逼孩子学习，出成绩，考第一名，考名牌大学，让孩子牺牲睡眠时间来学习。家长还振振有词地说："他还有潜力可挖，还可以把睡眠时间再缩短"。那么，家长有没有发现，孩子的脸上已经很难看到笑容了，孩子已经疲惫了，孩子已经在应付了。这时候，就"适可而止"吧。

（5）做不到就放弃。在保证"心理平衡的愉悦感"基础上努力实现欲望，如果还做不到，那就放弃吧，不要丢掉做人最重要的东西去追求欲望，否则人就会像前面两个小故事所描述的，得到了也无法享受了。

8. 不做"可怜虫"
——怎样化解生活压力

"可怜虫"的故事

传说有一种奇怪的小虫，叫做"可怜虫"，最喜欢背东西。走路的时候，只要遇见个针头线脑、枯枝败叶，或者一粒花生米，它总要停下来，用头顶着放到背上。一路走来，东西越驮越多，压得它东倒西歪，连气都喘不过来了。可是，它回头看看背上的东西，都有用处，一样也舍不得扔下。它挣扎着，艰难地向前爬，爬着爬着，一个跟斗跌倒，摔昏了。过路人看了，可怜它，帮它把背上的东西卸下来。可是，它只要一醒过来，就匆匆忙忙地把那些东西又放到背上，继续驮着走。这种小虫总爱往高处爬，爬得越高，心里越高兴。就是浑身的力气都使完了，也不肯停下来，直到掉下来摔死才肯罢休。看着摔死的小虫，路人无不叹息："可怜的小虫啊"！

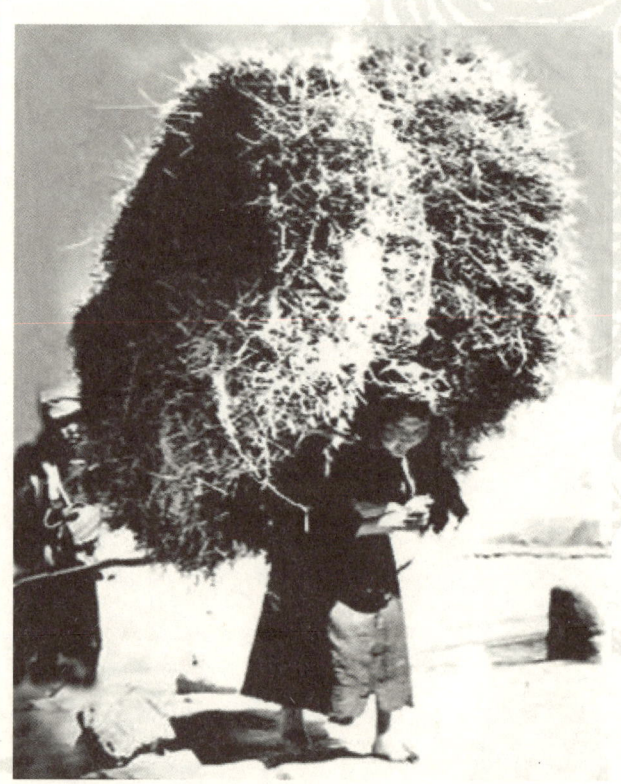

看了这个故事让人又心痛，又好笑。现代生活中有一些人就像这些可怜虫一样，拼命地挣钱，拼命地工作，一刻也不肯歇息，病了也不愿意停下。以为拥有越多的钱，就越快乐；拥有越多财富，就越幸福。可是结果呢？

无法心安的老王

老王今年46岁，是留美归国博士后，回国后在一所著名高校任教授，手下带着十几名研究生，手上的课题就有上百万。他为了督促研究生认真搞科研，自己也带头吃住在实验室里。每天以方便面充饥，夜以继日地工作，做出了许多成果，发表了许多有分量的学术论文。但他年纪轻轻已经患上了肝硬化，经常带着吊针去上班。别人劝他，你已经功成名就，可以歇歇了，但他叹了口气说道："哪里能歇呀，我的许多同学都比我强，有的都当选了院士，我还得拼呀。"他是贫苦农民出身，为了自己的理想，他丝毫不敢懈怠，以致忽略了最重要的身心健康，以透支健康为代价换取的成就也不能为他带来幸福。

今日社会的激烈竞争是贪婪的生活行为方式的产物，使人经常处于高度紧迫感中。现代都市人越来越难以入眠，体质越来越差，成天喊"累，累得要死，压力太大"。其实感觉很累的重要心理原因之一，就是这些人每天都在强求自己去实现某种美好的"憧憬"，与人攀比，每天都在膨胀着自己的欲望，把别人的行为结果作为自己追求的目标，以致产生贪婪的心理情结，心理上产生一种"不到长城非好汉"的感觉，对地位的追求、对金钱的渴望、对虚伪自尊的坚持、对享乐的无尽欲求等，造成自身彻底的不愉快，总感觉到生活得很累很累。

确实，现代人最大的精神隐患莫过于整天患得患失、斤斤计较、追逐名利、贪求无度。欲望会导致人心理上不满足、不平衡，从而使人产生悲观失望感、低落感、怀恨感而活在孤独之中。殊不知，为了贪欲而加班加点，玩命地工作，拼命地挣钱，不惜损害身体健康，这其实是在一点点透支我们的生命。现在越来越多的"过劳死"，为现代人敲响了警钟。生命是1，财富是0，如果只有财富0，那么，无论有多少财富，都只是虚空，只有有了生命1，我们的财富才有意义（10……）。

人类只有遵循自然规律、自然法则生活，才能健康长寿。而现代人活得"躁"、"苦"和"累"，容易产生焦虑等不良情绪，就是因为贪欲而心不够清静。对于人们来说，能怀一颗平常善良之心，淡泊名利，对他人宽容，对生活不挑剔，不苟求，不怨恨，寒不改叶绿，暖不争花红，富不行无义，贫不起贪心，这何尝不是一种练达和智慧呢？

下面介绍一些减轻生活压力的妙法：

（1）当你感到有压力时，不妨散散步，听听音乐，放松自己。这样有利于恢复自己敏锐的神经系统。

（2）不要养成晚上把工作带回家的习惯，避免长时间工作至深夜。

（3）每周抽出1~2小时独处，尽量不要受到工作和家庭的任何干扰。

（4）学会与亲密的朋友和知己畅谈你的情绪和感受。

（5）每工作1小时，就休息5分钟，把完成的工作一一勾去，会增加成

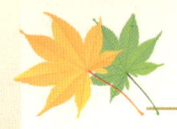

就感。

（6）不惜代价，给自己放一天假，让自己去追求一种兴趣爱好。
（7）在生活中最好不要急切地、过多地表现自己。
（8）清楚任何事情不可能都尽善尽美。
（9）体育锻炼是快速减轻心理压力的一种方法。
（10）欣赏你喜欢的喜剧演员的作品。

你的身旁有阴影
只因你自己
挡住了阳光

你听不见春天
小鸟的呢喃
只因你自己
关闭了门窗

你感受不到快乐
只因为
你的心中
盛满了忧伤

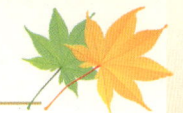

9. 梅花鹿的天敌
——运动的作用

在一片森林里，生活着一群美丽的梅花鹿，它们平时以树叶和草籽为食，梅花鹿之间也互相帮助，过着愉快的生活。美中不足的是经常有老虎的出没，因为老虎的骚扰，梅花鹿需要提高警惕，它们必须学会随时快速地奔跑，而且要十分伶俐地在老虎捉到前逃脱，否则凶多吉少。为了提高孩子们的奔跑能力和速度，母亲们在小梅花鹿出生后不久就对它们开始了正规的训练，练习它们的速度、敏捷性和反应能力。因此，这群梅花鹿有着苗条、矫健的身姿，迅速的反应能力和快速的奔跑速度。但即便如此，在群体中常常有不幸的事情发生，每隔一段时间，都会有同伴被老虎吃掉。

这时，有一个猎人发现了这群美丽的梅花鹿并深深地喜欢它们，为了保护梅花鹿，猎人坚决地射死了那只带来灾难的老虎。

梅花鹿解放了，再也没有天敌的威胁，梅花鹿从此过着神仙一样的日子。每天吃了树叶草籽后，就在窝里睡觉。渐渐地，变化出现了，没过几年，梅花鹿都发胖了，从前那矫健的身姿不见了，个个大腹便便；也跑不动了，走路时都左右摇摆。终于有一天，一只中年梅花鹿倒下死了。猎人非常奇怪，就让村里的医生来诊察，结果发现这只肥胖的梅花鹿得了心脏病。后来，这群梅花鹿接二连三地倒下，都是这种疾病在作怪。猎人焦急万分。医生告诉猎人，这是因为原来有老虎的追逐，梅花鹿无意中进行了身体锻炼，因此，体形矫健，健康状态良好。一旦失去了天敌，生活安逸了，只剩下享受了，梅花鹿失去了身体锻炼的机会，发胖后就容易得动脉硬化性疾病，甚至威胁到生命。这样看来，病死的梅花鹿比原来被老虎吃掉的梅花鹿还要多。

猎人终于明白了这个道理，原来是安逸促使梅花鹿病死了。于是，他让另一只小老虎到鹿群不远处安家，梅花鹿很快发现了这个天敌，又警惕起来，从此又恢复了原来的生活方式。

梅花鹿的教训我们作为人更应该吸取和反思。梅花鹿如果不坚持运动，也会得"富贵病"，更何况人呢。梅花鹿是草食动物，吃得还比较"健康"。而人是杂食动物，近年来，随着我国人民生活的改善，有的人更是酒肉无度，大快朵颐，养尊处优，尽情享受。殊不知，生活改善也会带来意想不到的灾难，这就是梅花鹿的前车之鉴。

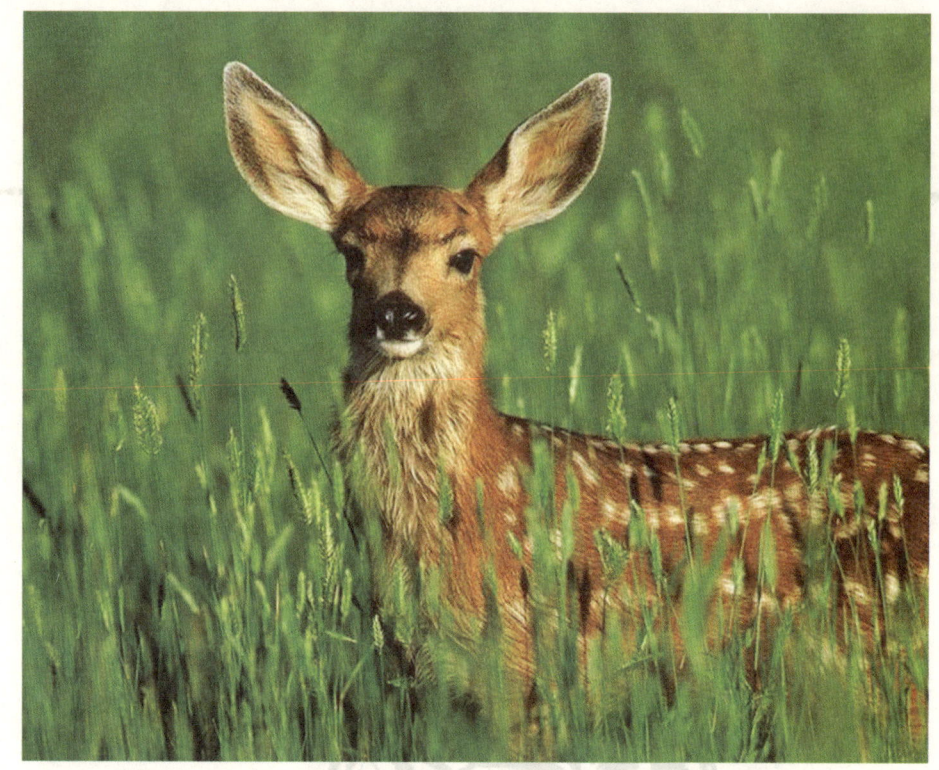

　　所以，我们不妨学习一下梅花鹿，给自己开一个简单的"跑步处方"。在运动中抵御富贵病的侵袭。

　　值得一提的是，跑步不仅能战胜躯体疾病，更能舒缓生活压力，治疗抑郁沮丧，使你情绪更加健康。

跑步时你注意到呼吸
阳光、天空和风景
这时让思想腾空
沮丧的人儿
不是担心未来
就是难忘过往
跑步能使你
回到现在
忘掉忧伤

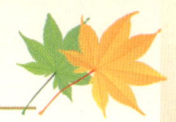

小辞典

跑步为什么能治疗沮丧

有的心理学家认为是因为沮丧者缺乏运动,而跑步将原本该有的东西放回了生命中,因此生命充满活力,就不会再沮丧。

另一种说法是跑步分散了注意力,跑步者注意到身体新的感受,而原本因沮丧引起的不适就被忽略了。

另外,科学研究证实,跑步时大脑分泌的内啡肽是一种类似于吗啡的生化物质,是天然的止痛剂,并能给人以欣快感,对减轻心理压力具有独特的作用。

关于跑步的几点小建议:

(1)跑步时还要选择那些有草地、旷野或林荫道的地方,安静的四周可使你的心和自然交融。同时富含负氧离子的环境有助于自己的身心健康。

(2)跑步时间选择在傍晚为宜,速度最好每分钟120步,每周至少3次,每次持续15分钟。但对于个体差异也要顺其自然。只要达到心情舒畅的目的就行。

(3)在跑步之前最好是先走一走,不要片面追求速度,不要和谁比赛一般,也不要给自己计分,你可只为乐趣而跑,充分享受满足感所带来的喜悦,重要的是保存精力,若感觉上气不接下气,不要停下来,而是改用走的方法,走到呼吸顺畅时开始跑。

祝大家跑出快乐、跑出健康!

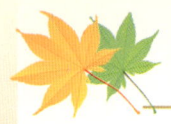

10. 福祸之间
——残缺即是保全

很久以前，有一个国王，喜欢到森林打猎。这一天，他又带着大臣等一批人来到森林，国王骑着马为了追逐一头梅花鹿，一直追到很远的森林深处。马也跑累了，放慢了速度，梅花鹿也不见了踪影，国王正欲扫兴而归，这时，出人意料的事情发生了，从一棵大树后窜出一只凶猛的老虎，朝国王扑过来，马一惊，尥了个蹶子，把国王摔倒在地，国王还没来得及躲闪，就看见老虎张开血盆大口咬来，他下意识地闪了一下，心想"完了"。就在这千钧一发的时刻，随从的大臣及时赶到，立刻发箭射入了这只正在发威的老虎的咽喉，国王觉得手指一痛，老虎就一声不吭地跌在地上，死了。作为代价，国王也失去了一根小手指头。

虎口余生，回宫以后，国王开始还觉得非常庆幸，但后来待伤痊愈，国王就越想越不痛快，就找了救他的那位大臣来饮酒解愁。大臣一边举酒敬国王，一边安慰他说："陛下应该庆幸，少了一根手指头总比少了一条命来得好吧！想开一点，也许这就是命运最好的安排吧。"国王一听这话，觉得大臣是在幸灾乐祸地

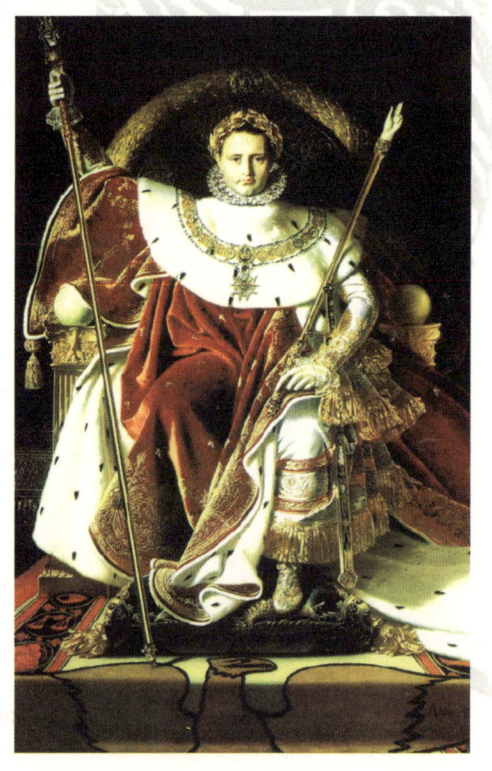

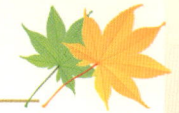

笑话他，于是，他严厉地训斥这个救他命的大臣，并把他关进了监狱。

过了几个月，国王养好了伤，打算像以前一样找大臣一块儿微服私巡，可是想到是自己把他关进监狱，一时也放不下架子释放大臣，便独自出游了。

走着走着，来到一处偏远的山林，忽然从山上冲下一队野蛮人，三下两下就把他五花大绑，带回山上。国王这时才想到今天是满月，这一带有一支原始部落，每逢月圆之日就会下山寻找祭祀满月女神的祭品。国王想要跟野蛮人说："我是国王，放了我，就赏赐你们金山银海。"可是嘴巴被破布塞住，连话都说不出口。随后，他被带到一口比人还高的大锅前，柴火正熊熊燃烧，吓得他脸色惨白，浑身发抖，他心想这下子完了，没想到老虎没有把我吃掉，却死在这群野蛮人的手里。这时大祭司现身，当众脱光国王的衣服，大祭司啧啧称奇，想不到现在还能找到这么完美无瑕的祭品！原来，今天要祭祀的满月女神，是"完美"的象征，所以，祭祀的供品不能有任何残缺。在即将推国王下油锅的那一刻，大祭司终于发现国王的左手少了个手指头，他忍不住咬牙切齿咒骂了半天，忍痛下令说，把这个废物赶走，另外再找一个。

脱困的国王欣喜若狂，飞奔回宫，立刻叫人释放大臣，派军队赶走野蛮人，并在御花园设宴，为自己保住一命、也为宰相重获自由而庆祝。国王边饮酒边说，如果不是被老虎咬了一口，今天连命都没了。宰相也慢条斯理地喝下一口酒说："也多亏大王将我关在大狱，我才捡了一条命。否则，陪伴您微服私巡的人，不是我还有谁呢？等到野蛮人发现国王不适合拿来祭祀满月女神时，被丢进大锅中烹煮的肯定是我啊。所以我要向您敬酒，感谢您救了我一命。"国王大笑。

古人有一句话叫做"福之祸所倚，祸之福所伏"，还有一句话叫做"塞翁失马，焉知非福"。都是说生活中的残缺不一定就是常人们所想象的坏事或者遗憾，说不定有朝一日也是保全你的理由呢。

生活中有高潮也有低谷，人生中有得也有失。只要我们对成败得失始终保持乐观的态度，辩证地看待问题，我们就能度过危机，等来命运的转机，生活就会轻松愉快起来。

当然人的情感总是不希望残缺，以为拥有的东西越多，自己就会越快乐。所以，这一人之常情就迫使我们沿着追寻获取的路走下去。可是，有一天，我们忽然惊觉：我们的忧郁、无聊、困惑、无奈和不快乐，都与我们对完美的过度渴求有关。我们之所以不快乐，是我们渴望拥有的东西太多了或太执著了，我们对已经拥有的东西没有感觉，而对那些令自己残缺的事物痛彻肌肤。那又怎能快乐呢？

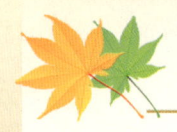

对于我们，与得到的一切相比较，心理平衡、满足是最重要的，如果你有健全的身体但不满足，那你比病人更难受；如果你家有娇儿、美妻但不开心，那你同样比一无所有更难过；如果你身居高位、名声显赫但不快乐，那你比乞丐更痛苦。

追求完美
必被完美所伤
只因事物越完美
本质越脆弱
正如瓷瓶、花朵和天才
而丑陋如顽石者
拥有世界上
最顽强的力量

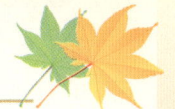

11. 朋友胜良药
——朋友有益健康

友谊在我过去的生活里就像一盏明灯，照彻了我的灵魂，使我的人生有了一定的光彩。

——巴金

除了一个真正的朋友之外，世界上没有一种药剂是可以通心的。

——培根

最近美国的临床工作者推荐抑郁情绪障碍的患者进行交际疗法。因为研究表明，善于与人结交者比喜欢独来独往的人在精神状态上要欢快得多，也会较少地受到抑郁症的困扰。

美国的临床医师们发起了一场运动，口号就是"朋友胜良药"。他们认为，

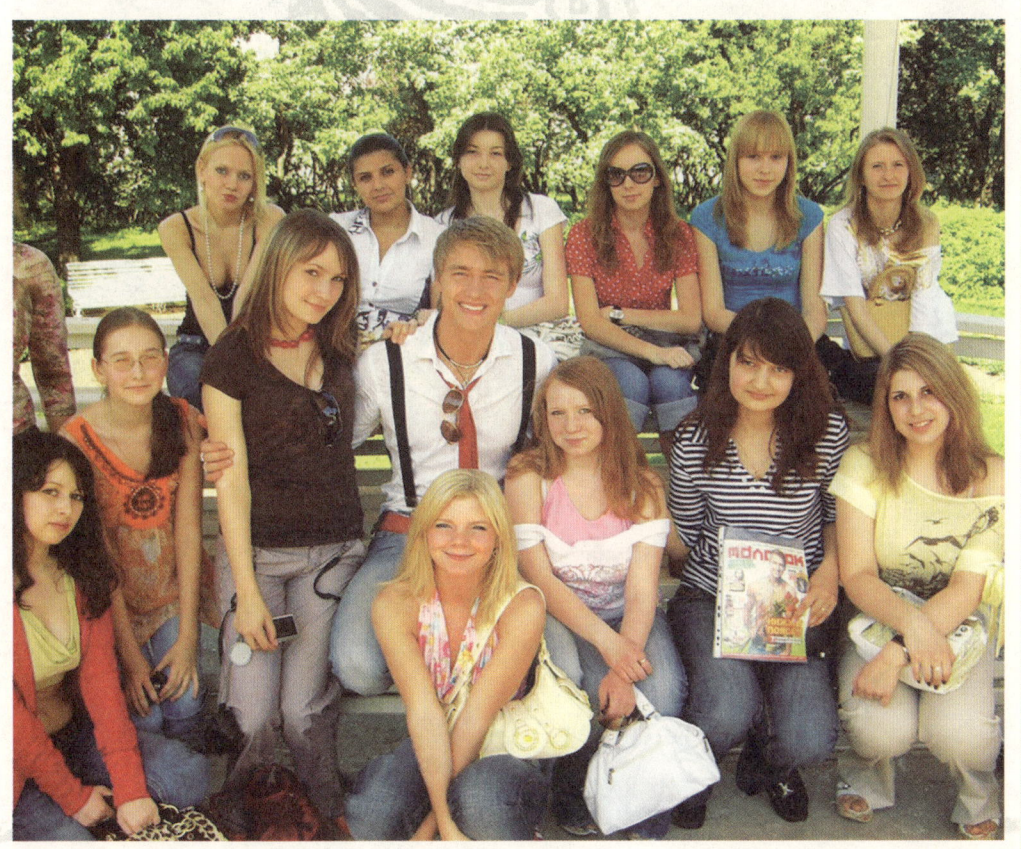

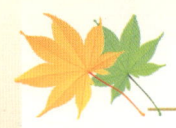

与其给抑郁症病人大量的抗抑郁药物，还不如鼓励他们在医生指导下进行广泛的社会交往，即广交朋友。中国有句老话叫做——多个朋友多条路，广泛坚固的社会支持就像一把质地精良的雨伞，当人生的风雨扑面而来的时候，它可以为你遮风挡雨。

交朋友不仅可治疗抑郁症，还有利于多种躯体疾病的治疗和康复。这是因为，人在孤独、烦恼、郁闷时，体内会分泌出过多的肾上腺素等激素，导致人体血压升高、心率增快等脏器功能失调的症状，久而久之便会诱发多种疾病。相反，在愉快乐观和轻松的心理状态中，人体内可分泌出一些有益于健康的激素、酶类等活性物质，从而将机体各组织器官的功能维持在正常的水平状态。

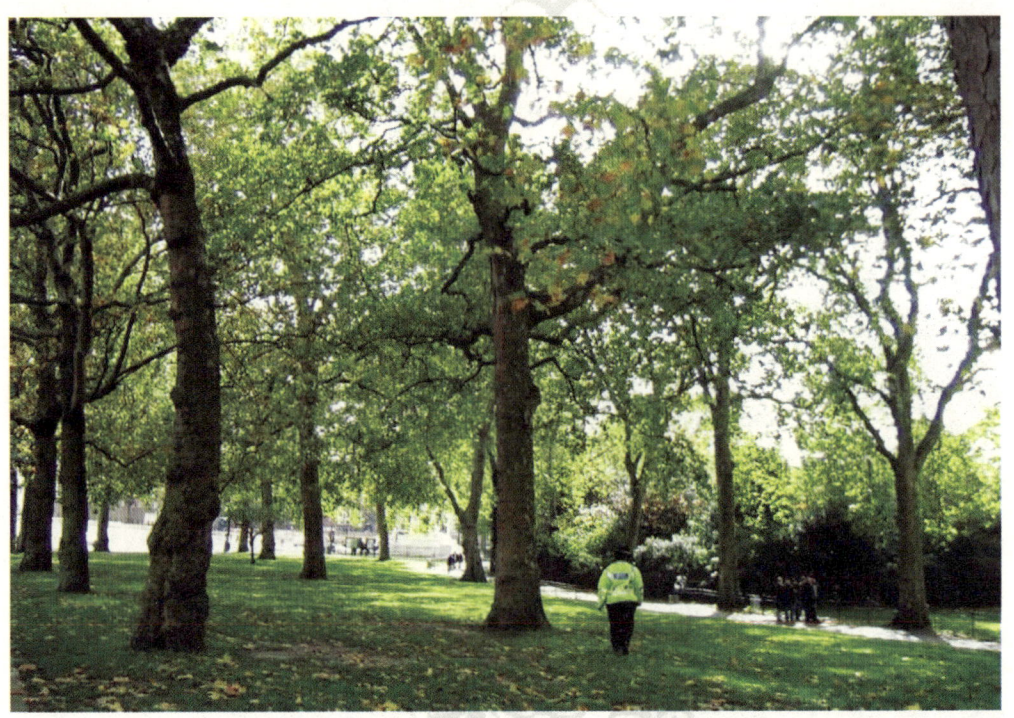

前苏联医学科学家利季娅·波格丹诺维奇也建议人们"要经常去会见朋友"。她认为多与朋友交往，能使现代人紧张压抑的不良心理情绪得到调整，从而有利于保健养生、益寿延年。

有一句谚语说道："把快乐告诉一个朋友，你就将获得两份快乐；把忧愁向一个朋友倾诉，你将被分掉一半忧愁"。古人有云："人要活到九十九，必须广交好朋友。""千金难买是朋友，朋友多了春长留。"

那么，怎样与朋友分担忧愁、分享快乐，通过交朋友来促进健康呢？下面介绍一些心理学小方法。

（1）在朋友面前可以宣泄情绪。

 小辞典

什么是宣泄

这是一种利用或创设某种情境，将心中被压抑的矛盾冲突、精神创伤和悲痛情绪倾诉出来，以减轻或消除其心理压力，避免引起精神崩溃，达到更好地适应社会环境的治疗方法。

医学心理学认为，中医学病因里的"七情"即喜、怒、忧、思、悲、惊、恐等七种不良心理情绪出现时，不可过分压抑克制，而寻求适当地宣泄是较好的调整方法。一般说来宣泄对象应该是了解自己的亲人或朋友，向他们倾诉自己的痛苦或委屈，可以舒缓自己的情绪。

向情谊笃深的亲朋好友吐露心曲往往胜过心理咨询医生，因为，亲友了解你的过去及现况，知道你的性情脾气，因此能够用合适的语言开导你、安慰你，解开你的心灵之结，帮助你找到解决问题的最好方法，使你尽快摆脱不良心理情绪的困扰。

（2）与朋友发展共同的爱好兴趣可增进健康。与朋友相聚唱歌跳舞，或结伴旅行，这样有利于健康防病。因为文娱健身活动对丰富生活内容、愉悦情志、增进身心健康是必不可少的。与志趣相投的亲友结伴参加各种活动，不但可以增添生活情趣、巩固加深情谊，而且还可以互相帮助、增加安全感。就是意志消沉、性格内向的人，如果常有亲友在身旁，也会逐渐被友善的关爱、温馨的情趣所感染而变得活跃起来。相反，一个缺乏情谊关爱和慰藉的人，性格容易变得内向孤僻，精神十分脆弱，甚至可能出现心理问题。

（3）善于利用朋友之间的相互影响。朋友之间，行为和习惯可能会潜移默化地相互影响，进而影响到身体状况。明白了这层道理，就会清楚生活中哪类朋友可交，哪类朋友不可交，可交的朋友该怎么交。有的人需要去迎合各种朋友，强迫自己改变固有的生活习惯。像酒桌上的"酒逢知己千杯少""宁伤身体，不伤感情"，娱乐中的"舍命陪君子"，生活上的"两肋插刀""士为知己者死"等，都是些缺乏理性的冲动行为。长时间融入不适合自己的生活圈，眼前的目的虽然达到了，却永远地失去了健康，留下终生无法弥补的遗憾和痛悔。

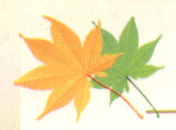

交朋友是一种艺术，确切地讲，应是一种"扬弃"艺术。有道是：近朱者赤，近墨者黑。除了正常的交往，专家提醒：生活圈中应多一些"忘年交"，这对一个人的身心健康会有很多好处。于老年人而言，多交年轻朋友，自己也会朝气蓬勃，童心萌发，从而保持愉快的心情，对生活充满希望，使晚年生活异彩纷呈。于年轻人而言，多和老年人交朋友，可以获得更多的间接经验，使人变得睿智成熟，从而避免重蹈覆辙，少走弯路。

既然交朋友有这么多好处，那还犹豫什么呢？

现实生活中，带着谦逊、平和的心态去交朋友，求同存异，平实稳妥地实现事业和身体的双赢，才是拥抱幸福日子的好办法。

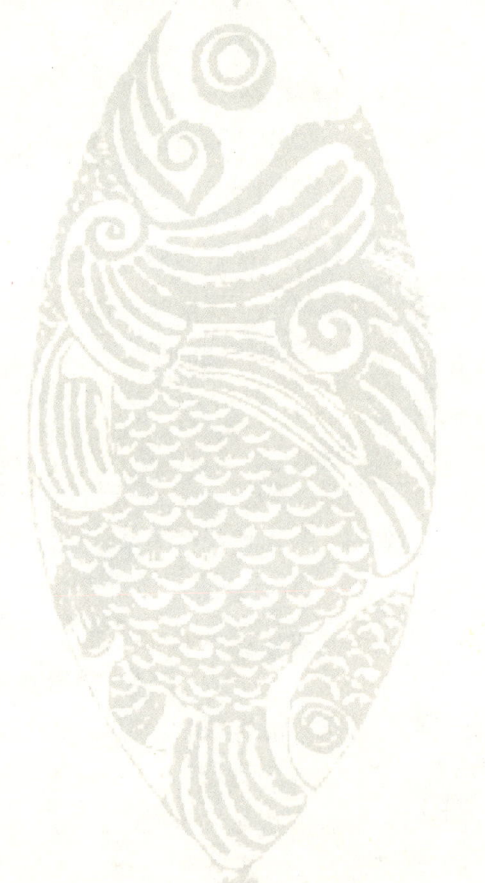

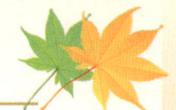

12. 边走边看，走走停停
——慢生活

不能丢了自己的灵魂

几个人到澳大利亚的深山里旅行，他们雇佣了当地的印第安人做向导。一行人清晨出发，乘着山间清爽的凉风疾行。旅行者对自己的行进速度非常满意。但是这样走了几个小时后，印第安人突然停了下来，拒绝再前进。旅行者很奇怪，以为他们感觉累了或者是要求更多的报酬，但是印第安人回答说都不是，他们停下来，是因为他们走得太急、太快，怕丢了自己的灵魂，要等一等。

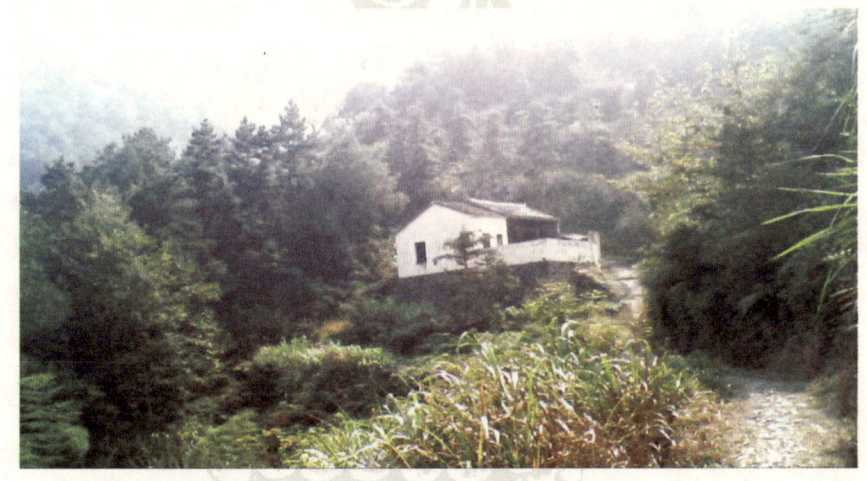

旅行者听了不理解，但又无可奈何，只得跟印第安人一起停下来等。一行十几个人安静地坐在群山之中，只听得谷中风过，空山鸟语，溪水淙淙，万物在一片安宁静谧当中，旅行者们感受到了群山叠翠之中的雄浑壮阔之美，那是他们在匆忙赶路之中从来没有感受过的。

我们生活在这个瞬息万变的社会中，看到所有的人都来去匆匆。在繁华街市，常有市侩商人叫喊：走过，看过，不要错过。匆忙回首，我们的一生匆匆而过，其中不知不觉擦肩而过的，不知道有多少美景。当某一个时刻，我们停下匆忙的脚步，或许会发现很多更美的东西。生命之中，美丽的一刹那，真的就会在你屏住呼吸的那一刻出现。

因此，许多国家提出了"慢生活"的概念。

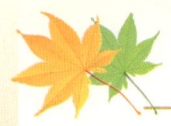

感受英国——什么是慢生活

我到英国出差，朋友老王开车到机场接我。在去他家的路上，老王把车开得极慢。

透过车窗，我还不时看见公路旁竖着"限速20公里"的标牌。这让我大惑不解，于是便问原因。"英国现在正流行慢生活，所以我车子开得有点慢。"老王告诉我说，"快节奏生活让人疲于奔命，而慢生活让人放松身心，可以提高生活质量。"

到了朋友家里，吃午饭时，面对着一桌美味佳肴，饥肠辘辘的我禁不住狼吞虎咽。而老王夫妇却在一旁细嚼慢咽，他告诉我说，这也是慢生活的一部分，这样能充分体会食物带来的乐趣。

我们出门散步，人行道畅通，花园绿地四处可见，咖啡小馆随处即是。路上行人缓慢行走，很多人都在花园绿地休息。刚开始我还不太习惯"慢行走"，走得比较快，有个年轻人拿着秒表向我走过来，询问我为什么如此匆忙。我感到莫名其妙，不知该说什么。这时老王走过来，向那个年轻人解释说我刚从中国来，还不太习惯这里的生活。年轻人听了，点了点头便走了。老王告诉我说，这是年轻人组织的"放慢生活协会"，他们的工作就是手拿秒表、观察路人，如果发现有人不到半分钟就走了50米以上，就会上前给予"劝导"。

"慢生活"是相对于当前社会匆匆忙忙、纷纷扰扰的快节奏生活而言的另一种生活行为方式，自1989年在意大利出现后，便风靡世界。这里的"慢"，并非

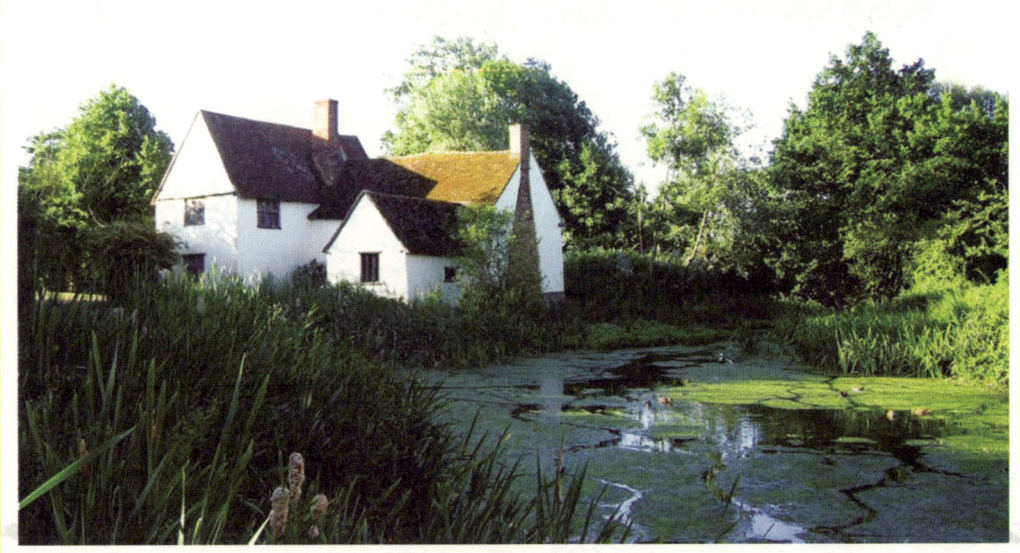

仅仅是速度上的慢，而是一种回归自然、轻松和谐的意境。

富兰克林所说的"时间就是生命，时间就是金钱"，对绝大部分当代中国人来说还是至理名言。每一个中国都市人的工作和生活，大抵都像一只永不停歇的陀螺，一刻都不能停止旋转——不是不想，是不敢，停歇就意味着被淘汰，淘汰意味着被甩出了生活的快车道。于是，赶车，上班，打卡，还贷，永远都在赶时间；开快车，吃快餐，步履匆忙，成了我们每天的必修课；追赶时尚，追赶梦想，追赶一切我们想要的。虽然大部分中国人还不具备"慢生活"的现实条件，但"慢生活"的价值理念可以贯彻到人们的生活、学习和工作中。

 **小对策**

从身边小事情开始

（1）慢运动。过去有人提倡快跑等大运动量运动，但最新研究发现，慢运动更能提高生活品质。这种形式上的慢速度、慢动作，所带来的是内心的放松。如今，无论是在忙碌的美国还是在浪漫的澳洲，"每天一万步"的健身方式相当流行。医学研究表明，每天步行1小时以上的男子，心脏局部缺血的发病率是较少参加运动者的四分之一。

（2）慢饮食。细嚼慢咽可以使唾液分泌量增加，唾液里的蛋白质进到胃里以后，可以在胃里生成一种蛋白膜，对胃起到保护作用。所以，吃饭时细嚼慢咽的人，一般不易得消化系统疾病，细嚼慢咽还能节食减肥。

（3）慢工作。不要频繁地加班，不要把工作带回家，不要放弃旅游、休息日。你也不用担心慢工作会助长你的懒惰、影响你的事业，因为慢是一种健康的心态，是一种积极的奋斗，是对人生的高度自信，是一种智慧、随性、细致、从容的应对世界的方式。它只会让你更高效、更优雅、更接近幸福。

既然如此，我们想想是否还有必要这么着急地赶路呢？让我们欣赏一首小诗——走走停停。

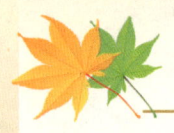

一路上，人们行色匆匆
赶着登上最高峰
无心留恋身边的风景
为了心中的理想，他们日夜兼程

带着一身疲倦，终于登上了险峰
却发现，眼前并无什么风景
原来，风景就在登山的途中
当时，只顾攀登
忘了欣赏枫叶红

在这条路上攀登，我们为什么不能
停停走走，走走停停
你会发现心情大不同
当你终于登上高峰
你会无悔于自己的潇洒人生

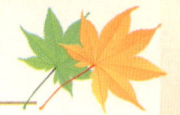

13. 世界上什么最珍贵
——感受幸福

　　小和尚问佛祖，幸福是天上的月亮，可望而不可即吗？佛祖说，不！幸福是从天上洒下来的淡淡月光，人人都可以感受到它的爱与美、瞬间与永恒；然而，这种感受，一定要经过白天的喧嚣与历练才能得到。

——哲理格言

　　相传有一次，佛祖巡查人间，看到寺庙旁的洞穴里有一条经过千年修炼的白蛇，就问："世界上什么是最珍贵的？"白蛇胸有成竹地回答："是得不到的和刚失去的，它们都因为没被拥有而显得珍贵万分啊。"

　　过了一千年，佛祖又问白蛇同样的问题，白蛇仍回答如初；又过了一千年，再问那个问题，白蛇还是那么回答。后来，为了驯化白蛇懂得生命的真谛，佛祖让白蛇投胎到一个官宦人家当了千金小姐，虽出身富贵，但不免经过人生百年，悲欢离合的种种磨难，当她即将失去亲人和生命的时候，佛祖化作佛光，出现在

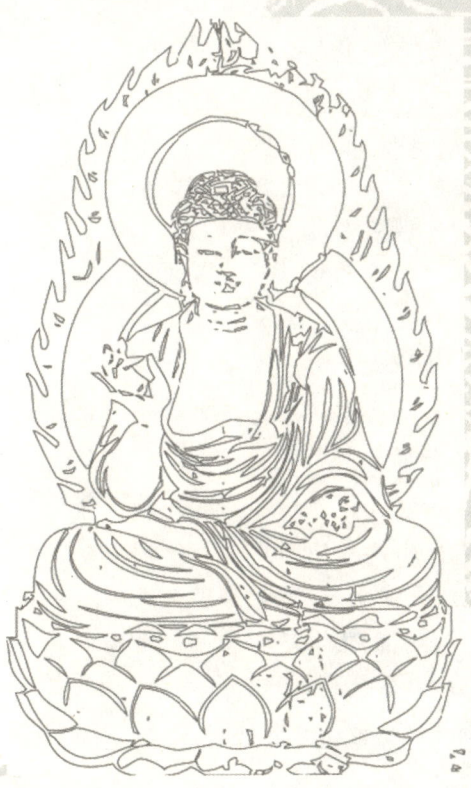

她的面前，又问同样的问题，这时她才幡然醒悟，并且坚定地回答："世间最珍贵的不是得不到的和刚失去的，而是要珍惜现在就能掌握的幸福。"

　　许多人都在问，幸福是什么？不同的人有不同的理解。有人说，幸福是金钱；有人说，幸福是团圆；也有人说，幸福就是猫尾巴，你越想抓住它，它就越跑得快，当你悠然地做着其他事情时，还可以偶尔一窥它的存在。然而，最重要的，珍惜现在就能掌握幸福。

　　其实，幸福是一种心态。对同样一件事，心态不同，就会感受不同，结论不同。同时，幸福也是一种修养。一个人平生的修养有多深，对幸福的体验就有多深。幸福更是一种磨练，只有接受

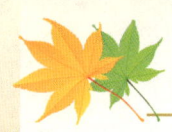

生活洗礼的人才懂得什么是幸福，就像那条白蛇，当它不谙世事时，就无法懂得幸福的含义，只有经历生活的各种磨难，它才能悟出幸福的真谛。

那么，如何感受幸福呢？

（1）用积极的思维方式思考。这是秘密地邀来幸福快乐的"信使"。而相反，消极的思维方式，造就的是精神颓废的人，他们的行动往往距离前进的目标越来越远。让我们试着把雨天看作充满诗意，把孩子的顽皮当成乐趣，在助人为乐中得到满意感，你会发现另一个天地。

（2）感受利他快乐。要善待身边的人，要学会很好地对待你身边的亲人、孩子或者朋友。能够数出5个亲密朋友的人，比不能数出任何朋友的人会感到幸福得多。

（3）不要无所事事。不要让自己在电视机前耗费光阴，要多做些力所能及的事情。

（4）多运动。多参加室外活动是对付压力和焦虑的良药。

（5）经常大笑。笑能使人们更加快乐。研究发现，经常欢笑能使大脑中引起快乐物质的分泌增多，增加幸福的感觉。

（6）劳逸结合。幸福的人虽然精力充沛，但他们仍留出一定的时间睡眠和享受悠闲的时光。

小辞典

幸福感从哪来

最新科学研究发现，人体除了可以分泌肾上腺素以外，大脑还能分泌类吗啡荷尔蒙，它能够使人获得愉悦、幸福的感受。目前，已被证实这类荷尔蒙有安克法林、安多芬、黛诺芬等。其中，安多芬的功效比吗啡高50～190倍。而积极的思绪、向上的心境、愉快的追求、创新的兴奋，以及出类拔萃、活泼健康的进取态度，正是促进这类荷尔蒙分泌的因素。由它所引发的"愉悦的兴奋情绪"，有助于人们化解环境中的消极因素及对抗因素，于是，出现了"幸福的人多遇幸福事、愉快的人总爱交好运"的人生现象，致使人们误认为：他们是命中注定的幸运儿。事实上，正是脑吗啡带来的良好心态，有效地消除、化解、淡化了生活中的不利因素，使人生显得轻松愉快、潇洒愉悦，好运也自然跟来。

让我们每个人，都学会调动自己的大脑，感受幸福吧！

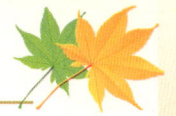

在疾病之前
你是健康的
在禁锢之前
你是自由的
在苦难之前
你是幸福的
但不幸的是
你总感觉到前者
回忆到后者

 小测试

你幸福吗?

如果要画一只鸟和一个人的话,你会如何构图?

A. 一个人正看着笼中的鸟。
B. 一个人正追着飞走的鸟。
C. 一只鸟停留在一个人的肩上或手上。
D. 一个人正向飞远的鸟招手。
E. 一只鸟在天空飞行着,而这个人对这只鸟毫不在意。

答案:

A. 你的幸福近在眼前,你却无法如愿。

B. 你正全力以赴为自己的幸福而努力,你想抓住自己的幸福,处于身心俱疲的状态中。

C. 你现在正处于幸福、满足的状态中,每天都觉得很快乐。

D. 你正等待幸福的来临,并且是以一种平静、平常心来等待。

E. 你对幸福似乎没什么特别的感觉,现在的你很淡然。

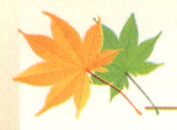

14. 山不过来，我就过去
—— 善于变通的行为方式

移山大法

古时候有一位和尚，自修经书，兼习武术，经过几十年的潜心修炼，终于练就"移山大法"，成为大家眼中的"大师"，每天接待无数慕名而来的人。一天，一名僧人从很远的地方来"取经"，他真诚地请求大师当众表演，于是大师就来到一座山前坐了下来，打坐了一会儿，山并不见动，只见他沉着地起身走到山的另一侧去了，坐下来继续打坐。然后告诉众人表演完毕，众人愕然，那个前来学习的僧人更是大惑不解。大师看出了众人的疑惑，起身微微笑道：这世上根本就没有什么"移山大法"，惟一能移动的办法就是："山不过来，我就过去"。

好一个"移山大法"啊！这个故事启示我们：如果事情无法改变，那我们就改变自己吧；如果无法说服他人，是因为我们不具备足够的说服力；如果我们还没有成功，是因为我们没有找到成功的另一种变通的办法。

六只乌鸦没水喝

盛夏酷暑，一只口渴难耐的乌鸦发现了一个装着半瓶水的瓶子。可是，瓶口太小，它使劲把嘴伸下去也喝不到水。怎么办呢？它叫来了同样口渴的同伴们。

第一只乌鸦把嘴噘起来，够了多次仍喝不到，找遍四周，没有任何工具可以利用，笑了笑说，"你们看这水里有沙子，估计喝下去也会拉肚子！"于是，心安理得地走了。

第二只乌鸦高喊着"下定决心，不怕万难，喝不到水死不瞑目"的口号，一次又一次把头撞向瓶子，结果头撞破了，死在瓶子旁边。

第三只乌鸦因为喝不到水，口渴难忍，闷闷不乐，抑郁成疾，不治而亡。

第四只乌鸦想：连个水都喝不到，活着还有什么意义呀！于是找个树藤上吊了。

第五只乌鸦喝不到水便破口大骂，被路人一棒子打死了。

第六只乌鸦因为喝不到水，而气极发疯，蓬头垢面，失魂落魄。

最后来了一只聪明的小乌鸦，它积极地想办法，终于它发现旁边有许多比瓶口小的石头，它一颗颗地衔来，放到水里，慢慢地，水位升高了，乌鸦终于喝到了水。

那么，对待生活中的事物，我们如何变通，使不可能变成可能呢？合理变通的主要方式可以有以下几种。

小对策

(1) 换个角度看问题。世界上的事物都是"横看成岭侧成峰，远近高低各不同"。

任何事物都有积极和消极的方面。同一客观现实或情境，如果从一个角度来看，可能引起消极的情绪体验，使人陷入心理困境；如果从另一个角度来看，就可以发现它的积极意义，从而使消极情绪体验转化为积极情绪体验，走出心理困境。

(2) 转移注意力。遇到困境后，在人的大脑里往往形成一个较强的兴奋灶。如果这时候转移注意力，这个兴奋灶会让位给其他刺激引起的兴奋灶，兴奋中心转移了，心理困境也就不是什么问题了。

(3) 利用酸葡萄与甜柠檬效应。心理学上又叫合理化。常见的合理化有两种解释：一是希望达到的目的没有达到，心理便否定该目的的价值或意义，俗称酸葡萄效应。二是未达到预定的期望或目标，便提高目前现状的价值或意义，俗称甜柠檬效应。如狐狸吃不到葡萄，就说葡萄是酸的，只能得到柠檬，就说柠檬是甜的，于是便感觉不到苦恼。

(4) 失之东隅，收之桑榆——补偿法。在生活中，人们会由于一些内在缺陷或外在的挫折、打击，以及其他种种因素的影响，导致最初目标动机受挫。这时，善于变通的人往往会采取其他方法来进行弥补，以减轻、消除心理上的困扰，获得另一种心理上的满足。

(5) 升华法。人的心理需要长期不能满足时，有人选择了一种新的、高层次的、积极的、利于他人和社会的心理认知，代替旧有的心理认知和心理需要，从而改变消极的心理状态，获得高层次的心理满足感，这就是升华法。这是最积极的一种心理变通法。

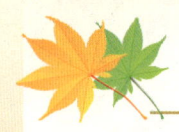

> 人生路上，如果所面对的无法改变，那就先改变自己。只有这样，才能最终改变属于自己的世界。

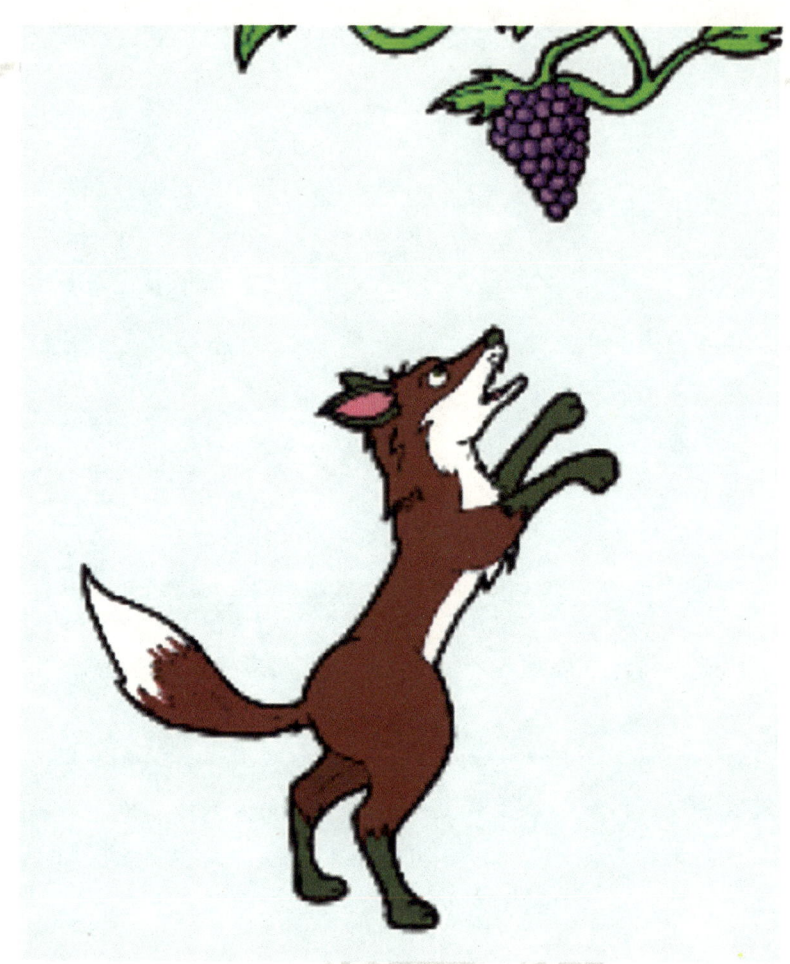

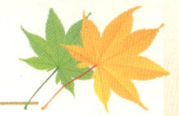

15. 苦难使人强大
——积极的生活哲学

如果你因失去了太阳而流泪，那么你也将失去群星了。

——泰戈尔

李连杰的生活哲学

一位记者曾经采访世界级武打明星李连杰，你这些年都是一帆风顺，你是怎么变得这么强大的呢？

李连杰却令人意外地说，我从来没有一帆风顺，我在朋友中有个外号，叫"死过100次的生还者"。从小我父亲就过世了，家境实在太差，只好加入武术队，靠每个月微薄的补贴养活全家；11岁开始，我连续5次拿到全国武术比赛冠军；18岁拍了《少林寺》一夜成名，但第二年我就摔断了腿，差点成为废人；好不容易等到《黄飞鸿》系列电影大卖，我的经纪人又遭黑道枪杀，事业再次陷入低谷……这些都不说，2004年印尼海啸时，我差点妻离子散，命丧异地，当洪水就在你眼前肆虐时，面临命悬一线的时刻，心中真是感慨万千啊！

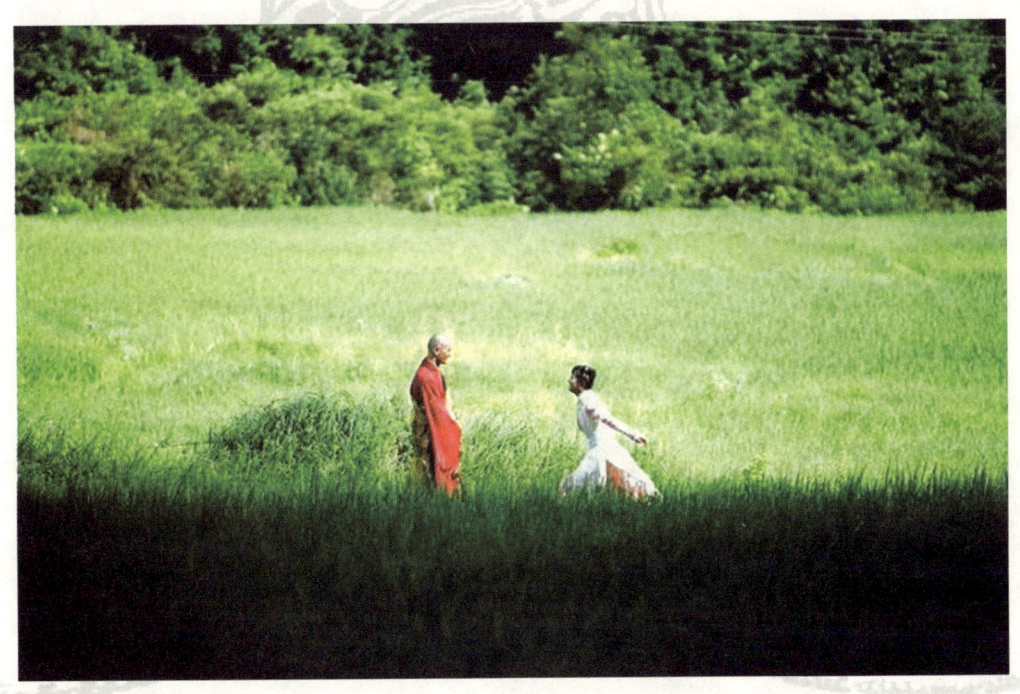

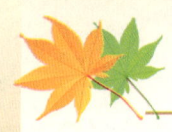

人们可能都是从电影中认识我的,觉得我就是电影中那些硬汉,身怀绝技,从精神到肉体都是天生的强大。事实上,我只是一个有血有肉的普通人,甚至我比很多人还脆弱,有一段时间,我天天想着出家当和尚。

我去好莱坞发展时,事情也并不顺利。虽然台湾老板杨登魁花了上亿元帮我打造形象、创造机会,但傲慢的好莱坞并不肯接纳我这个身高才170厘米的华人。我忍着,直到一次在片场,导演把剧本摔到我脸上,冷冷地问我:你是不是不懂英文,所以剧本没看懂?

我实在受不了了,打电话给我的老师,一位高僧,他要我记住一句话:一切困难都是为了帮自己变得更强大!

我相信,困境总会过去,而经历困境的人,却在这个过程中变得更乐观、更有力量,也更强大。

人有时是很脆弱、很无能、很无助的,在日常生活和工作中,有很多的事情是不依我们的意志而转移的。无论我们多么不情愿、多么不高兴,甚至是多么愤怒与不满,该发生的事情还是照样发生了。所以,如何在不利甚至是苦难的事件中看到有利的一面,在消极的环境中看到积极的因素,在茫茫的黑夜里看到希望的黎明,在凄风苦雨中看到美丽的彩虹,这是一种处世哲学,也是生活中的大智慧。一个人因为发生的事情所受到的伤害,远不如他对这个事情的消极看法更严重。所以,如果改变不了事情,那就改变对这个事情的态度。态度变了,事情就变了,好运就会悄悄地来临,心情自然也会快乐起来。

青蛙逃生

两只青蛙同时掉进了盛有半桶奶油的桶里,其中一只青蛙想:"完了完了,肯定跳不出去了,这回死定了!"于是它放弃了努力,沉入了桶底,不久就死了。另一只青蛙则认为,不努力肯定死路一条,努力了或许还有希望。于是,它拼命地游啊游啊,不久,奇迹发生了,青蛙的游动起到了搅拌的作用,奶油很快凝结变稠,青蛙顺利地跳了出来,得以逃生。

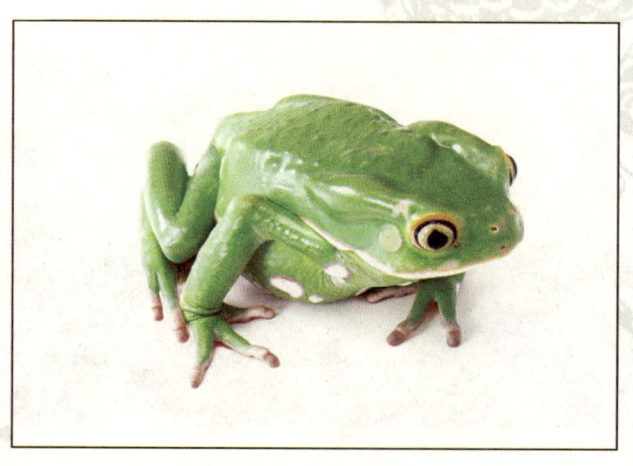

可见，积极的态度不仅可以战胜苦难，还可以挽救生命。

 **小对策**

如何看待苦难

（1）苦难是人生的财富。经历苦难和磨练会使人积累经验、增强毅力，从而使人更懂得热爱和珍惜自己的事业和生活。也更懂得如何做人与处世，更懂得如何做好、做大、做强自己的事业。所以说，人生多经历一些苦难和磨练不是坏事。

（2）经历苦难才能成长。动物世界里的一些成长现象对我们很有启示。比如：飞蛾在由蛹变茧时，翅膀萎缩，十分柔软。在破茧而出时，它必须要经过一番痛苦挣扎，让身体中的体液能流到翅膀上去，翅膀才能坚韧有力，才能支持它在空中飞翔。苦难是任何生命都不能省略的过程。正所谓"不经历风雨，怎能见彩虹"、"梅花香自苦寒来，宝剑锋从磨砺出"。同样，一个人如果要成熟，经历苦难是必由之路。

（3）以苦为乐。苦中乐，苦后乐，才是真的乐，才是透心的乐。不经过严冬的寒冷怎领会春天的温暖？不吃苦中苦，难为人上人。一个人平时有意识地找一点苦吃，对自己的身心是一种锻炼。俗语说："要想甜，加点盐。"这里，"盐"和"苦"是同义词，它是调味品，使你生活不乏寡淡，为你反衬人生的甘甜；它是催化剂，催促你对生活做出理智反应，给你带来痛快而又健康的精神洗礼；它是多棱镜，折射你人格的光辉，映照你多彩的明天。

第一篇 生活行为方式决定人生

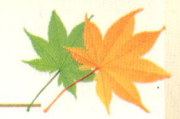

16. 抱怨是心灵的毒药

有个农夫因为贫穷，买下一块谁也不想要的便宜土地。可想而知，这块地是多么贫瘠，既不能种粮食、种菜，也不能种草养牛羊，能生长的只有白杨树及响尾蛇。农夫的妻子每天骂他愚蠢，周围的人则嘲笑他没有眼光。可农夫并没有抱怨，更没有绝望。他开始顺势养殖大量的响尾蛇，然后取出蛇毒卖给各大药厂，而蛇皮高价卖给工厂做皮包，蛇肉则制成美味可口的罐头卖到了世界各地。随着他养蛇业的壮大，许多人慕名前来参观，一年的游客居然达到数万，这又是一笔丰厚的收入。他的这块昔日谁都不要的贫瘠之地成了他的聚宝盆，这是个真实的故事，这个位于美国佛罗里达州的响尾蛇村现在可谓名气冲天。

对于我们大多数人来说，运气并不会一直很好，甚至会很糟糕，譬如拥有才华却找不到一份满意的工作，壮志满怀却只能面对一份再平淡不过的职业，想有所成就却被埋没在社会的底层，就像那位农夫一开始拥有的只是一块再贫瘠不过的土地。但只要我们善于运用自己的智慧，就能扭转自己的人生劣势，出奇制胜。

一位学者说过："生命中最重要的一件事是学会从你的损失里获利，而不是抱怨。"
听听我们都在抱怨什么？
我们抱怨天气：真见鬼，怎么雨一直都在下。
我们抱怨上司：除了批评还是批评，原本渴望从成功者身上学到更多工作的智慧，却让抱怨发散出的负面情绪一时间毒害了内心努力向上的那片生机。

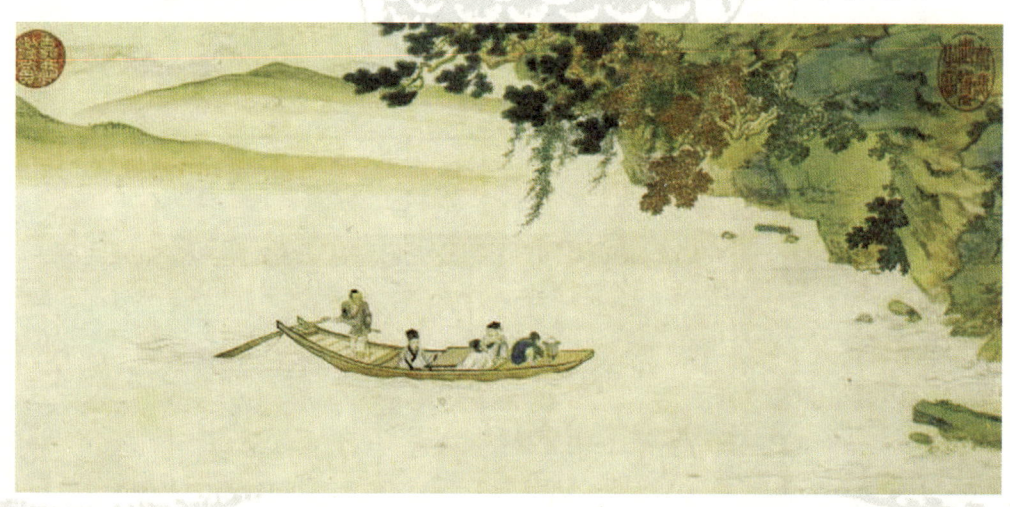

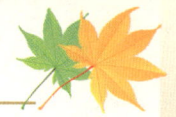

我们抱怨爱人：怎么那么懒，难道家务活都该我一个人干吗？表达的初衷也许根本不是谁比谁更能干的问题，但脱口而出的抱怨却无端引发了一场捍卫自尊的星球大战。

小对策

怎样抵制抱怨

（1）学会宽容，抵制抱怨。一些人把抱怨当成一种生活习惯。因为抱怨可以出气宣泄，可以麻醉心灵，甚至会把自己的某些挫折、失败归于外界因素等。但不管怎么说，谁听到那些喋喋不休的抱怨，都会觉得不顺耳，不开心，甚至厌恶。与其抱怨别人，不如重新审视自己，是否自己对别人的要求太苛刻，是否自己说话的方式太粗暴，只有学会了宽容，才能够成功地生活。

（2）调整心态，正视抱怨。"为什么受伤的总是我？"很多人就像这首歌唱的那样，总觉得自己"受伤"很委屈。在工作上，总觉得自己付出的多而回报的少；在生活上，总觉得自己贡献大而被承认的少；在人际交往中，总觉得自己真心实意而人家却虚情假意……如果这些想法总是在心中涌动，不抱怨才怪呢。

要想停止抱怨，就要学会转换视角，调整自己的心态，用整体的思维方式重新认识不如意的种种事物。这样才能心态平衡，把抱怨转化为前进的动力。

人生如歌，其动听不在于音量，而在于和谐。倘若我们每个人都把抱怨声变成赞声，必将汇聚成响彻云霄的和谐凯歌。

（3）转换思维，化解抱怨。抱怨是一种心灵的毒药。抱怨往往于事无补，反而有可能触动我们的坏情绪按钮。因为在抱怨的时候，我们的立场会不自觉地错位，并聚焦在不如意的那一点上。而每一次的抱怨都是一个复制和放大污染的过程，让我们更深地陷入背离和谐的误区。

面临不如意的事情，除了抱怨以外，我们还有更重要和更有意义的事情要做，不要被抱怨蒙蔽了智慧的双眼。

犹太人有句名言——没有卖不出去的豆子。

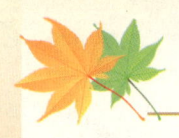

> 犹太人如果没有卖出豆子，他就把豆子拿回来，加入水让它发芽，几天后就可以卖豆芽。如果豆芽卖不动，那么干脆让它长大些，卖豆苗。而豆苗如果卖不动，再让它长大些，移植到花盆里，当作盆景。如果盆景卖不出去，那么就再次移植到泥土里，让它长大，几个月后，它就会结出许多新豆子。一粒豆子变成成千上万颗豆子，这不是更大的收获吗？
>
> 面对命运不公平的赠与，我们暂时忘掉抱怨吧，你会发现人生的另一种风景！

命运啊
如果你是一匹
疾驰的骏马
我就骑着你
快乐地奔跑

如果你是一叶扁舟
我就是摇桨的船夫
划着你悠闲地
在河心荡漾

如果你是一片荒漠
我就是那骑着骆驼的行者
伴着有节奏的驼铃
缓慢地远行

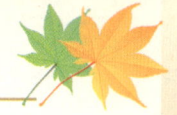

17. 不做"99族"
——知足常乐

明白自己需要什么只是本能，而明白自己不需要什么才是人生的智慧。

做人要知足，做事要知不足，做学问要不知足。

——裘法祖

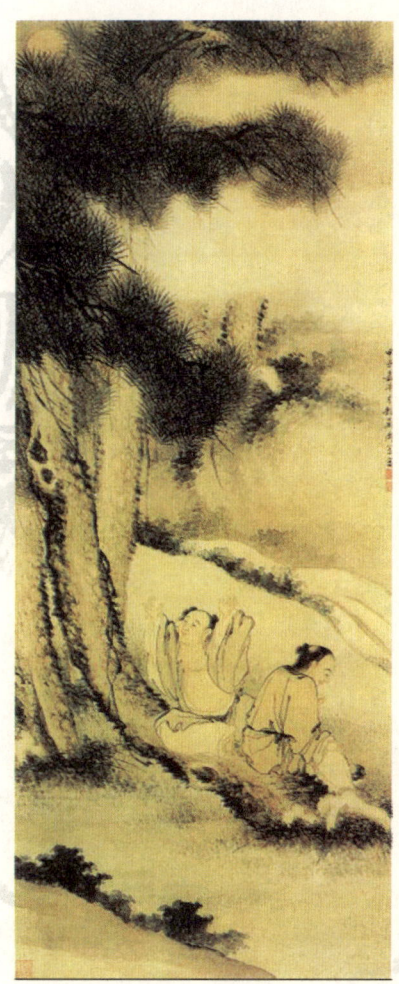

古时候有个穷人，虽然靠给地主做长工过日子，却过得知足而快乐，他说，"有什么不满足的呢？我挣的钱够养活老婆孩子了，还能喝点小酒。"可是他的快乐从他在路上捡到了一袋子金币那天就改变了。他数了数，里面有99个金币，从那一天起，他就眼巴巴地盼望着能再添上一个金币，好凑够100个。

一天深夜，他辗转反侧之际，忽然想起村后的山上有一座寺院，寺院里有一位得道的禅师经常施舍。于是，第二天一大早，穷人便前去恳求禅师慈悲为怀，将那一个金币施舍给自己。当时，禅师正闭目静思，眼皮也没有动一下，只淡淡地说："拿走吧！"一个月之后，穷人又来求见禅师。禅师见他愁眉苦脸、面容憔悴，便问他为何如此心焦？穷人苦笑着说："现在我已经有了105个金币了。"禅师困惑不解："既然如此，应当高兴才是啊！"财主摇头叹息："可我什么时候才能拥有200个金币呢？"禅师默默无言，转身端来一杯水，递到他的手中。穷人刚喝了一口，便大叫起来："这茶水为什么这么咸啊？"禅师不动声色，只是淡然地说："其实，你给自己喝的也一直是咸水呀！"生命离不开水，欲望可谓人皆有之。欲而有节，犹如清茶一杯，其味虽淡，却能滋润心田、滋养生命，而过度的贪欲则是一杯咸水，其味虽浓，却只会越喝越渴、越渴越喝，即使给你一个太

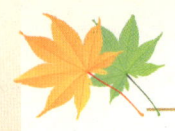

平洋，也无法消解那心头之渴。

为什么这个人没钱的时候反而知足，而有了99个金币后反而不满足了呢？这就是我们经常说的"99族"的典型表现，人在拥有一些财富后，反而会变得不满足起来。在人生的杯子里，如果注满的都是咸水，那就永远品尝不出幸福的甘甜！其实，凡人想获得更多的财富，这是一种常见的想法，类似的心态人人都有，但要适可而止，把握好度是关键。

前一阵，我有一个朋友总是说现在工作太累了，每天都在疲惫奔命。我不无羡慕地说：想想你那大房子，你那漂亮的老婆，还有那可爱的儿子，你太幸福了，太令我们羡慕了啊！

有人说：我现在无家无业，可怜呐。别人提醒她：想想你的自由之身，想想你可以随意换房子住，随时可以炒老板的鱿鱼，幸福得不得了啊！

另一个朋友很羡慕别人有一份郊区的工作。市里房价高，空气又不好，交通让人发狂，简直无法忍受。朋友提醒他：住在城里晚上看看话剧、听听音乐会，周末逛逛酒吧，幸福得真让人羡慕。而被她羡慕的人虽然住在郊区，但并不满足，他说自己俨然成了乡下人了，进一次城像刘姥姥进大观园，觉得什么都新鲜。世间值得人们向往和拥有的东西实在太多，面对外界太多的诱惑，很多人并不知道，真正的幸福并非所拥有的多，而是所求的少。幸福常驻在一颗常常感恩、时时惜福的心境里。

正像一句哲理名言所说，"生活顺其自然，遇事处之泰然，得意之时淡然，失意之时坦然。"清朝大学者纪晓岚曾录先师陈自崖的一副对联："事能知足心常泰，人到无求品自高。"这是十分可贵而又很难达到的处世境界。

小对策

怎样才能做到知足

（1）保持一颗平常心。想要常保一颗宁静而又平常的心，是一门很深的学问，并不容易做到。但只要我们经常反省自己的欲望，善于对已有的多珍惜，就会越来越接近知足而快乐的状态。

古人有一首《知足歌》写道：

粗茶饭，白盐炒，只要撑得肚皮饱。

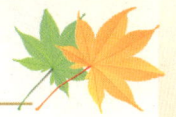

若因滋味妄贪求，须知俯仰增烦恼。
破布衣，无价宝，洗洗补补年年好。
盈箱满箧替人藏，何曾件件穿到老。
木板床，铺轻草，高枕无忧睡到卯。
锦衾绣枕不成眠，翻来覆去天已晓。
旧房屋，只要住，及时修理便不倒。
君看多少美楼台，半成瓦砾生青草。

（2）要有开阔的胸怀。你是否有类似的体验，当我们登上高山或是站在海边时，一望无际的景色，让我们敞开心门，此时，世间纷纷扰扰的烦恼，都会消失无踪。因此也有人说：心有多大，世界就有多大。我们的心，如果也能够像原野、海洋、天空一样开阔，就能够容下无限的东西，也更能享受生命的自由。

（3）要知足，就要善比。比有多种，纵比横比，上比下比，自比他比……向上比，人比人气死人；向下比，人比人乐死人。就像一群猴子在爬树，当你向上看的时候，看到的就是猴子的屁股，而当你向下看的时候，却是猴子的笑脸，你愿意看到什么呢？

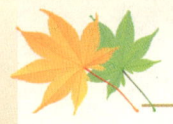

18. 遇事不钻牛角尖
——宁静淡泊

情贵淡，气贵和。惟淡惟和，乃得其养。苟得其养，无物不长。

——梁漱溟

把尘世的礼物堆积到愚人的脚下吧，请赐给我不受烦扰的心灵。

——泰戈尔

在一个闷热的夏夜，一位大师在诵经时，感到殿外的池塘里有一群青蛙叫得声音很大，加上草虫的鸣叫，搅得他有些心烦意乱，无心思考。于是，这位高僧站起身来，走到殿外，对着那片发出嘈杂声音的池塘、草丛，生气地喊道："蛙儿、虫儿，请你们安静些，别叫啦！"可是，蛙鸣虫叫的声音并没有改变。

大师回到殿内，继续诵经。不知为什么，他心神不安，难以平静，心里开始了思考："佛祖是不是有意让青蛙叫的呢？出家之人，惟有心中宁静，才能悟得人世间的真谛，佛祖难道是用这烦扰常人的蛙叫虫鸣来考验我的修炼道行吗？"

想到这里，高僧顿悟地站起身来，走到殿外，望着那一片池塘，平静地说道："虫蛙们，请你们继续歌唱吧！"

回到殿内，大师继续诵经悟道，再也不觉得青蛙的叫声烦闹了。

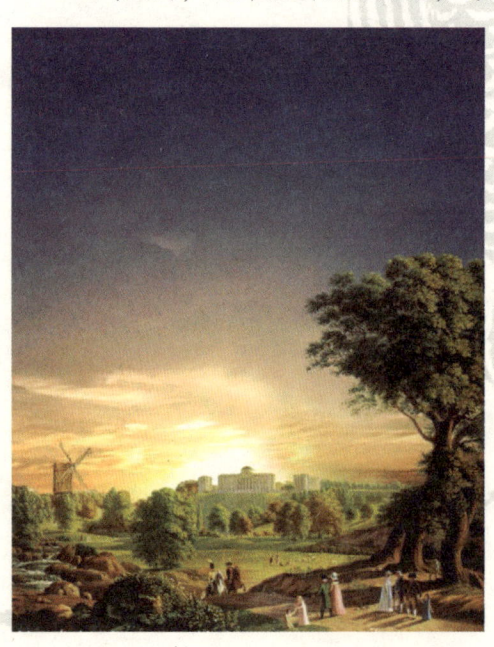

宁静不仅在于环境，更重要的在于内心。内心宁静了，外界再喧闹，也不会干扰了自己修道。

诸葛亮在《诫子书》中有句名言："非淡泊无以明志，非宁静无以致远。""淡泊明志"，可使人品味人生，顿悟人生；"宁静致远"，让人心净如水，胸襟开阔，达到物我两忘的"空灵"境界。

南北朝医学著作《养性延命录》总结出养性的准则为"恬淡无为"，是说遇事应顺其自然，莫为物欲所累，则可神气自满，尽其天年。

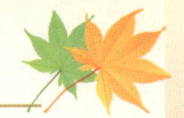

　　心灵的宁静是一种超然的境界——春风得意,不会欣喜若狂;命途不佳,不会自暴自弃;高朋满座,不会自满失态;曲终人散,不会寂寞孤独……

　　宁静淡泊是一种修养,一种气质,一种智慧,一种境界。

　　佛语所说的,"菩提本无树,明镜亦非台;本来无一物,何处染尘埃",则是佛教对"淡泊"的最高境界、对佛性的彻悟。作为一个凡夫俗子,要达到认识自己的心、性这一禅者的最高境界,需要在纷杂烦扰的大千世界之中进行自我修炼,去除一切杂念,做到返璞归真、回归自然、简朴、淡泊、宁静的生活方式,做出积极的无私奉献而不被物欲所累,方可体现出自我人生价值,使生命的价值得到进一步升华和净化。

　　那么,怎样做到宁静淡泊呢?俗话说,人生不如意事十之八九,当我们遇到生活中不如意的事情,我们又怎样用淡泊的心态化解呢?

　　民间流传一首《宽心谣》,偶然读来,很有启迪意义,不妨共同赏读。

> 日出东海落西山,愁也一天,喜也一天。
> 遇事不钻牛角尖,人也舒坦,心也舒坦。
> 每月领取退休钱,多也喜欢,少也喜欢。
> 少荤多素日三餐,粗也香甜,细也香甜。
> 新旧衣物不挑选,好也御寒,丑也御寒。
> 常与知己聊聊天,古也谈谈,今也谈谈。
> 琴棋书画乐开怀,你也玩玩,我也玩玩。
> 全家老少互慰勉,贫也相安,富也相安。
> 内孙外孙同样看,儿也心欢,女也心欢。
> 早晚操劳常锻炼,忙也乐观,闲也乐观。
> 心宽体健养天年,不是神仙,胜似神仙。

　　遇事不钻牛角尖,不过分计较金钱、名利、得失,是人心情舒畅的要诀,是颐养天年的基础。你看见哪个历经世事沧桑的长寿老人为了鸡毛蒜皮的小事,而斤斤计较呢?就算计较来了那些微不足道的金钱,却与人伤了和气,又影响自己的心理健康,孰轻孰重大家也就知道了。

19. 女人为什么比男人多活7年
——学习女性的生活行为方式

美国一项关于男性寿命的调查报告说,男性远没有人们认为的那样强壮,男性寿命目前仍在不断地缩短,男性健康正受到前所未有的威胁。这份最新调查显示,男性青壮年的死亡几率比女性高3倍。

世界卫生组织统计表明,男性寿命平均比女性短5~10年。而且在一些国家,这种差别还在逐年上升。

这种情况在我国再一次得到印证,20世纪70年代男性比女性寿命少1年,80年代少2年,90年代少4年,进入21世纪则少5年。而在美国,统计数据显示男性比女性平均短寿7年。

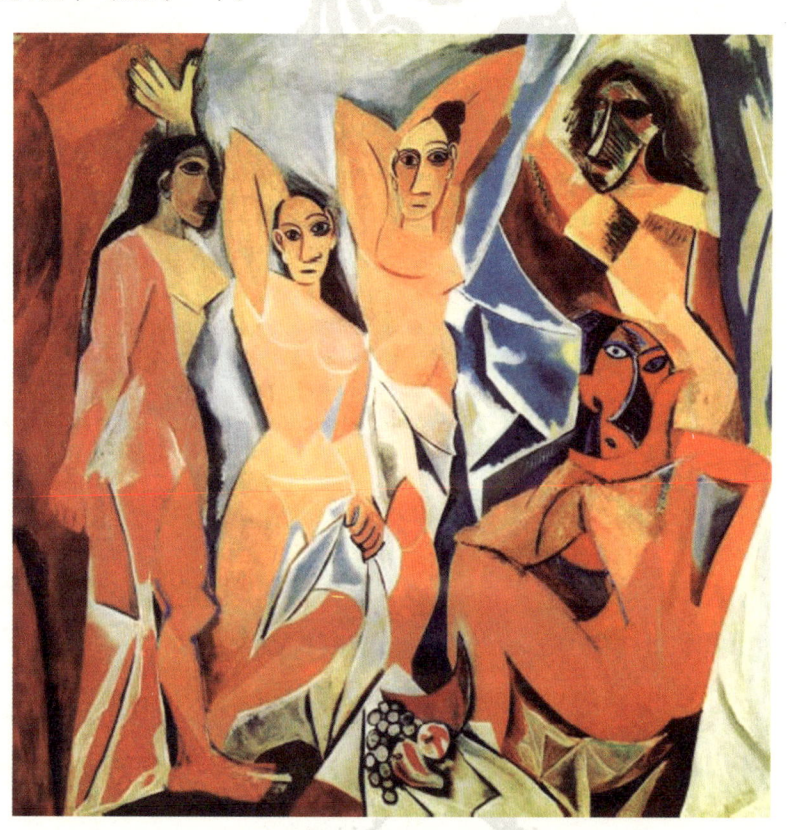

这是为什么呢?许多男人觉得很不公平,本来男人在外打拼事业,各方面的压力很大,而许多女人则在家里自由自在地生活。男人寿命竟然还比女性短7年,这也太不公平了!于是,坊间流传着一个笑话:

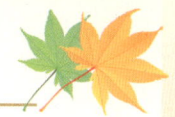

一个在外打拼的男人厌倦了他每天出门工作的生活,而羡慕老婆整天呆在家里的自由自在的生活。于是他祷告祈求:全能的上帝啊,求你让我和她的躯体调换一天吧。上帝满足了他的愿望。

第二天一早,他醒来,果然成为了一个女人。他起床,为他的另一半准备早点,叫醒孩子们,为他们穿上校服。准备早餐,装好他们的午餐,然后开车送他们去学校。回到家,他开始洗昨天的衣服,然后去超市采购。到家放下东西,开始做午饭,简单地吃了几口。当他给狗洗完澡,已经是下午一点了。他匆忙地整理床铺,给地毯吸尘,清扫,擦洗厨房的地板,他冲往学校去接孩子们。他准备好点心和牛奶,给孩子们准备好玩具,开始准备四菜一汤的晚餐。吃完晚饭,他开始收拾厨房,洗碗,叠好洗干净的衣物,督促孩子们做功课,给孩子们洗澡,哄他们上床睡觉。到了晚上九点半,他已经实在撑不住了。然而,他的每日例行工作还没完成。他爬上床,在那里,还有人期待着他。他必须完成另一项工作,而且不能有任何抱怨。

第二天一早,他一醒来就跪在床边,向上帝祈求:上帝啊,我真不知道自己是怎么想的,我怎么会傻到嫉妒老婆能成天待在家里呢!求求你,快让我们换回来吧!无限智慧的上帝回答他:"可以的,但是,你不得不再等上九个月,因为——你怀孕了!"

可见,虽然很多女人在家里,没有职业压力,却也并不轻松,每天也经受着身体上、心理上的考验。

那么男性为什么寿命短呢?一般认为与以下几方面的因素有关。

(1)男性吃得更多,不爱锻炼。男性基础代谢要比女性高5%~7%,即能量消耗要比女性高,吃得也更多。而研究人员认为,少摄食,尤其是少吃肉食产生的损害性自由基相应减少,对人的DNA和细胞破坏也减少,因

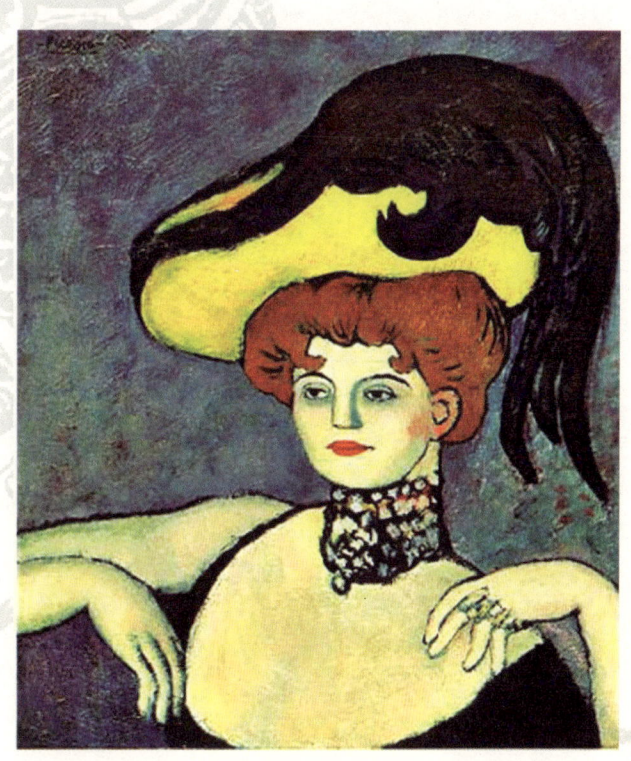

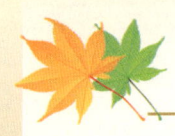

此衰老也会减慢。而女性则比较注重身体健美，积极健身，控制体重，维持内部平衡。另外，女性一般比较勤快，有利于生命的激活和身体健康。

（2）男性爱吸烟、喝酒。与女性相比，男性的生活行为方式既不科学、也不健康。比如，男人喜欢抽烟喝酒，而烟和酒已经是现代社会人类生命和健康最凶恶的杀手，其对男性的损害远远大于女性。

（3）男人太争强好胜。男人血液中的雄性激素是易怒好斗、争强好胜的重要原因。比如，由于工作上争强，给自己造成了很大的压力。由于争强好胜和酒后驾车，男性死于车祸的几率是女性的两倍。女性确定人生目标较低，避免了女性面对激烈竞争时要承受过大的精神压力。女性所选择的职业往往是挑战性、冒险性不太强的职业，减少了身心付出和受损的可能性。

（4）男人有泪不轻弹。为了保持男子汉的风度，男人有泪不敢流，由此对健康和寿命产生了巨大影响。因为哭泣不但能够舒缓心理压力，而且泪液可以及时排除体内的毒素。男人爱唠叨会被视为"婆婆妈妈"，女人爱唠叨却被认为是一种正常现象。事实证明，经常唠叨等于随时进行宣泄，相当于经常性的自我心理治疗。

既然女性寿命普遍比男性长，那么男性有必要认真做一下理智的分析，当然在生理方面的不同没法改变，但在生活行为方式方面，有些还是值得男同胞们学习的，例如要勤快一点、对自己期望值低一点、有委屈说出来，等等。

小辞典

动物界的雌雄寿命对比

在动物界也是雌性动物比雄性动物寿命长。例如，雄性大白鼠平均寿命为483天，而雌性大白鼠为801天；大型蚕（在18℃的环境）雄性活38.6天，雌性活44.7天；黑蜘蛛雄性平均寿命为100天，雌性为271天；玉米虫寿命雄性60天，雌性111天。这说明雌性寿命比雄性长是动物界的普遍规律。而人类还要加上社会因素与生活行为方式的影响。

图说行为决定健康 2

第二篇 情绪与健康

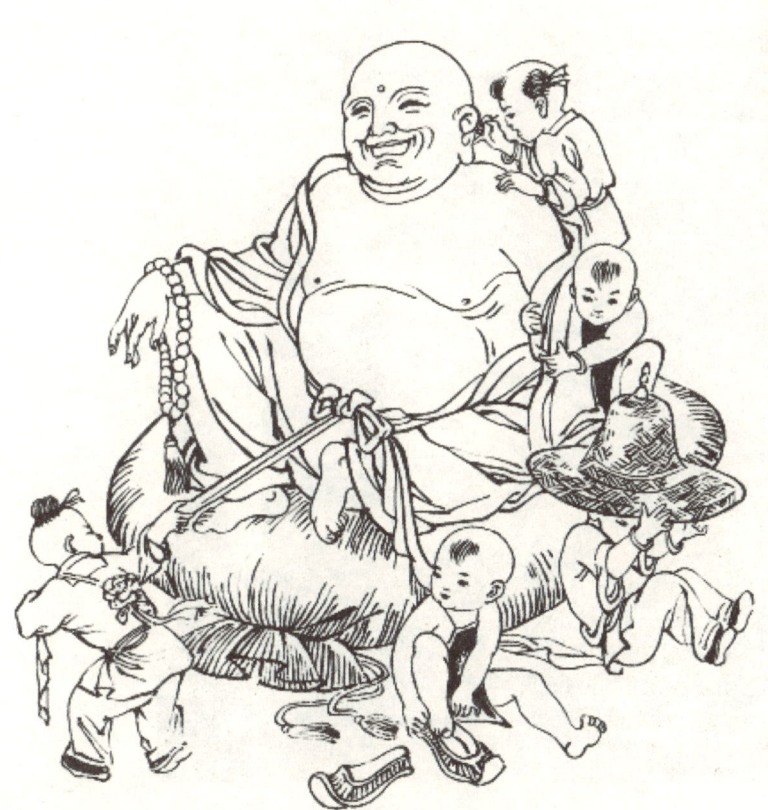

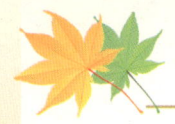

1. 苍蝇与世界冠军
——情绪改变人生

在一场极其重要的世界级台球冠军争夺赛上，上届冠军选手遥遥领先于对手，只要再得几分便可登上冠军宝座了，如果再次登上梦寐以求的冠军宝座，就可以实现多年以来的"三连冠"夙愿，也就可以无怨无悔地退役了。然而这时，意想不到的事情发生了，一只苍蝇落在主球上，开始，他根本没在意，一挥手赶走苍蝇，俯下身准备继续击球。可当他目光落到主球上时，这只可恶的苍蝇又落到了主球上。观众笑了，冠军强忍愤怒又去赶苍蝇，可这只苍蝇好像故意要和他作对，他一回到台盘，苍蝇也跟着飞了回来，引得观众开怀大笑，这时，冠军的情绪坏透了，他想，观众肯定在笑话自己——一个世界冠军竟然连一只苍蝇都对付不了！想到这，他勃然大怒，用力地用球杆去击打苍蝇，不小心球杆碰动了主球，被裁判判为击球。失掉了这关键的一局，冠军与他擦肩而过。赛场上，观众无不为他惋惜。第二天早上，有人在河里发现了他的尸体——他投河自尽了。

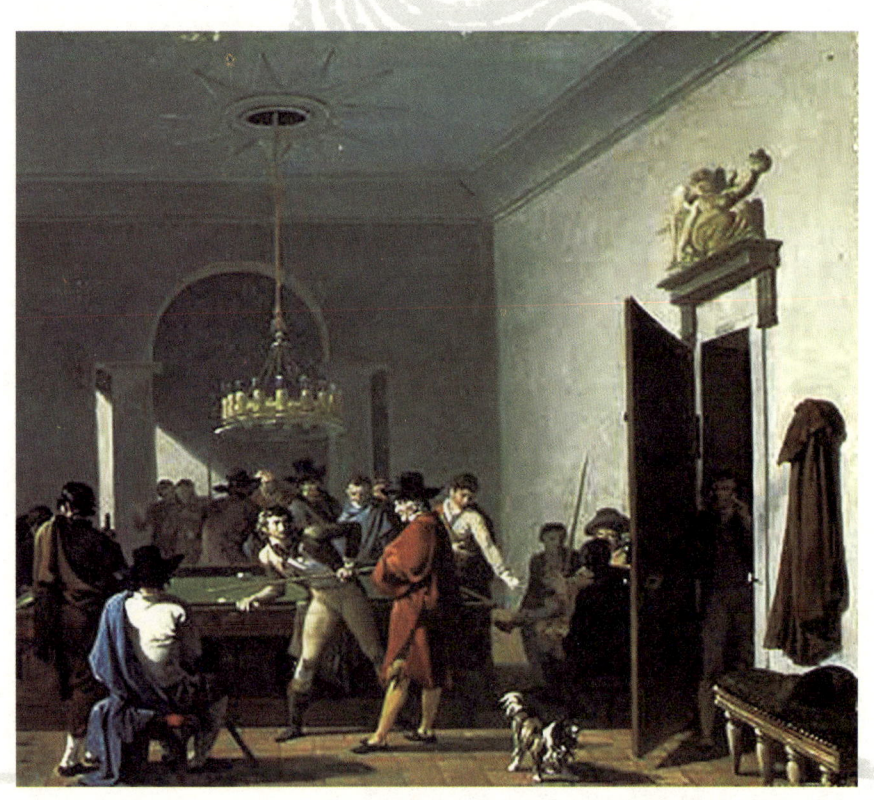

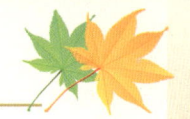

可见，本来是很小的一件事情，如果引起了不良情绪，就会出现严重的后果。情绪的力量就是如此巨大！

心理学家认为，情绪是人受到情景刺激时，经过是否符合自己需要的判断后，而产生的行为变化、生理变化和对事物态度的主观体验。

例如，我们看到湖光山色、鸟飞鱼跃，会感到心旷神怡；但看到河水污染、交通拥堵，则会感觉心烦意乱。这就是外界事物作用于人，使人产生了不同的情绪感受。情感则是人在社会实践过程中产生的，与社会性需要是否满足相联系的态度体验。如社交需要、遵守社会道德的需要、事业上获得成就的需要、对审美的需要等。

在现实生活中，人人都体验过喜、怒、哀、乐等各种情绪。有的情绪可以感染他人，分享美好经历；有的情绪却可以中伤自己，甚至导致难以挽回的后果。那么，我们如何对待情绪呢？

小对策

（1）体察自己的情绪。有许多人认为"人不应该有情绪"。所以不肯承认自己有负面的情绪，要知道情绪是一个人正常的心理反应，人一定会有情绪，压抑情绪反而带来更不好的结果，所以，我们首先承认并接受情绪的存在，学会体察自己的情绪，是情绪管理的第一步。你可以问自己："我现在的情绪是什么？"例如你察觉你最近在工作上经常感到气愤，下一步，你就可以寻求对自己的生气作更好的处理。

（2）适当表达自己的情绪。再以上述例子来看，你之所以生气，可能是因为你迟到受到领导的批评，在这种情况下，你可以寻求领导的理解，婉转地告诉他，最近自己生病了，正在接受治疗，自己已经尽力工作了，等等。

（3）以适宜的方式疏泄情绪。有了情绪不要压抑，要以适当的途径疏导出来。疏泄情绪的方法很多，有些人会痛哭一场，有些人会找好友倾诉一番，另一些人会逛街、听音乐、散步或转移注意力，让自己做别的事情，以免总想起不愉快的事使自己沉浸在负面情绪之中，这些都是比较适宜的方式。但也有一些极端的方式发泄情绪，比较糟糕的方式是喝酒、飙车，甚至伤害自己和他人。要提醒的是，疏解情绪的目的在于给自己一个理清想法的机会，让自己好过一点，也让自

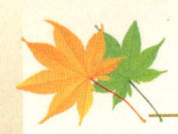

己更有力量去面对未来。如果疏解情绪的方式只是暂时逃避痛苦,而后需承受更多的痛苦,这就不是一个适宜的方式。

能找到有效疏泄情绪的方法,又不给自己和他人造成更大的困扰,你就学会了控制情绪,而不是让情绪来控制你。

2. 惊险的庄园聚会
——合理控制情绪可以挽救生命

很久以前，在一个热带庄园里，主人举办了一场许多朋友参加的聚会，大家都对女主人的美丽赞美有加。在华丽的露台上，晚餐开始了，大家觥筹交错，举杯相邀。有人敏锐地发现，刚才还谈笑风生的女主人忽然笑容凝固了，继而她轻声地召唤旁边的服务人员，过了一会，那人端来了一小杯牛奶，轻轻地放在了不远处的露台上。这时，女主人恢复了笑容，对大家优雅地说："请大家一起来做个游戏吧，我喊三个数，大家保持静止半分钟，一动也不要动，如果谁动了就要受惩罚。"大家虽然觉得奇怪，但也都应允了，大家的表情和动作一下子停滞了，时间仿佛也走得很慢。这时，大家发现，有一条眼镜蛇，从桌下面缓缓爬出来，爬到露台上的牛奶杯旁，喝起了牛奶；接着，旁边的服务人员顺势把它制服了。大家深呼了一口气，在惊叹女主人冷静之余，大家奇怪地问："您怎么知道我们桌子下面有蛇而放牛奶引走它呢？"女主人恢复了迷人的笑容，平静地说："因为它当时正从我的脚面上爬过。"

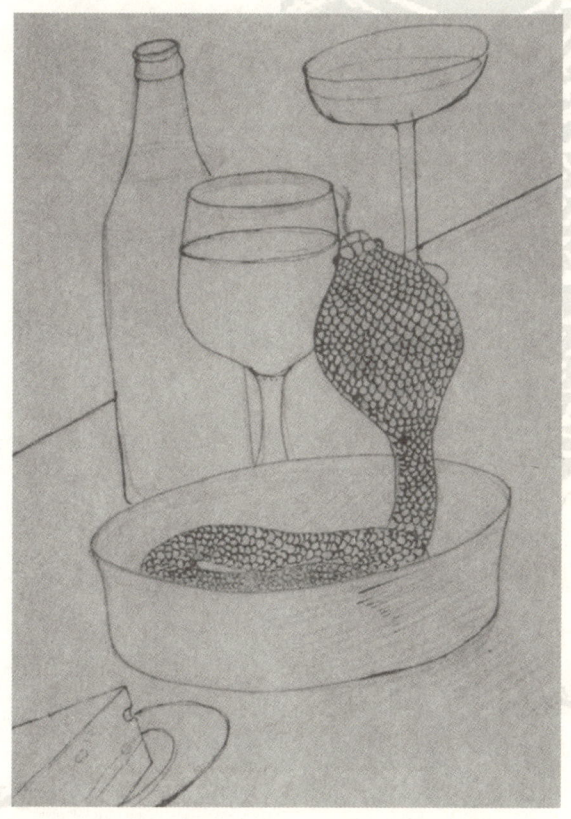

当然，有的朋友会说，我们的生活中可能不会碰上毒蛇。是的，这是个极端的例子，但是，虽然我们不会在吃饭的时候遇到眼镜蛇，但是女主人的冷静和对情绪的控制仍让我们敬佩。试想如果一个不能控制自己情绪的人，当毒蛇爬过自己脚面的时候大喊大叫，惊动了毒蛇的话，大家说不定都会受到它的致命袭击，后果不堪设想。而由于女主人对自己情绪的控制，免除了大家可能遇到的灾难。

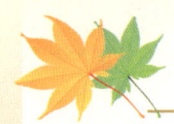

我们在日常生活中，也会遇到许多类似的情况，当你被恐惧、焦虑、气愤、惊讶深深攫住，想要发作的时候，请你试着运用下面的几条小忠告，处理一下你的情绪，也许会收到意想不到的好效果呢。

 **小对策**

控制情绪的方法

（1）"冷处理"为情绪降温。就是用意志和道德修养来控制或缓解劣性情绪的发生。有人建议要发怒时在心里默默数数，从1数到100，你会发现在数数的过程中，你的冲动情绪会一点点地消减，你的发作"温度"会一点点下降，直到基本"冷却"，这时候，再来想这个问题。

（2）转移情绪。遇到情绪冲动的时候可以用拉开时空距离的方法来转移情绪。把眼前所发生的一切，当成是时光隧道里的情景，就不会使自己过于冲动去发作而给现实造成不必要的后果。或者是通过其他方式，如与朋友聊天，听从朋友的劝告等，转移情绪。"当局者迷，旁观者清"，当你敞开心扉，向朋友吐露真情之后，一定要听从劝告，尤其要听得进逆耳忠言，这样不但可以避免纠纷，而且可提高自制力。

培根说过："最能使人心神健康的预防药就是朋友的忠言和规谏。"

（3）遇事三思。俗话说，"三思而后行"，为自己立下"三思守则"，可以为自己的情绪加一道守护锁。遇到情绪冲动时，一思情绪有无道理，如果没有道理立即用理智控制它；二思有何后果，想到发作后自己会遇到的种种人际关系的麻烦，便告诉自己不能发作；三思有无其他方式替代发作，想想解决问题的方式有很多，本文开篇故事中的女主人就在紧急关头选择了一种最有利于事情解决的方式处理棘手的情况，并保全了所有人。在"三思"过程中，激愤的情绪就可能转向平和，也能挽回局面。

另外，我们也可以想想，我们的情绪到底谁说了算，为什么让别人的情绪影响了自己呢？

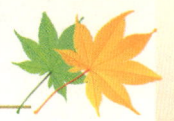

（4）加强修养。在同样的刺激面前，有的人情绪波动，而有的人却泰然自若，这说明要驾驭情绪，关键在于提高自我控制能力，为此必须加强学习和修养，变消极因素为积极因素。失败和挫折当然会使人苦恼、沮丧、愤怒，产生偏激情绪，但如果通过自己的认知转化为奋进的因素，往往会获得积极的效果。

 小贴士

我们的情绪到底谁说了算

一名专栏作家哈理斯和朋友在报摊上买报纸，那朋友礼貌地对报贩说了声"谢谢"，但报贩却冷口冷脸，毫无反应。他们继续前行时，哈里斯问朋友："这家伙态度很差，是不是？"朋友回答："他每天晚上都是这样。""那么你为什么还是对他那么客气呢？"哈里斯不解地问。朋友答道："为什么我要让他决定我的行为？"

风平而后浪静
浪静而后水清
水清而后
游鱼可数

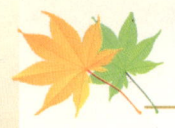

3. 赞美的力量
——抵制消极情绪

一切对人不利的影响中，最能使人短命的就要算不好的情绪和恶劣的心境了，如忧虑、颓废、惧怕、贪求、怯懦……

——美国长寿学者胡夫兰德

一天，一位著名的心理学家到一家邮局排队等候邮寄包裹，正好赶上中午休息时间，只有一位营业员值班，柜台前排起了长龙，柜台里那位营业员一脸焦急，皱着眉头，不时还与顾客吵上几句。心理学家想试着让这位营业员高兴起来，他想到：要使她高兴，我一定得说些话赞美她，而且这种赞美最好是自然的、真诚的，那么这人身上究竟有什么值得我赞美呢？他趁着排队的漫长时间仔细地观察了那位营业员，但是这位身材胖胖的女士长相一般，动作拖沓，一脸的无奈，实在乏善可陈。心理学家静静地观察了一会儿，最后终于找到了。

当她开始替心理学家把那封信件过磅秤时，心理学家立即友善地说了一句："真希望哪天我也能有你这一头漂亮的头发！"邮局营业员抬头望了心理学家一眼，先是显得有些惊讶，随即绽放出一丝笑容。"哪里，我这头发比起先生的可差多了"，邮局职员谦虚地说道。听了这话，她心情果然好转，并热情地跟心理

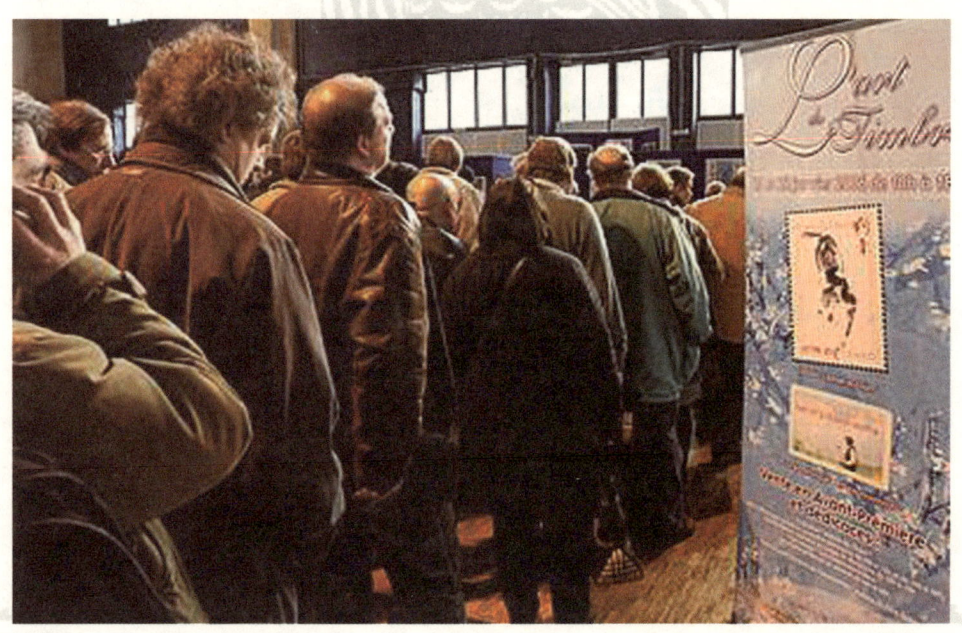

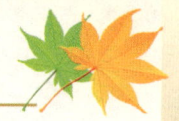

学家聊了好一会儿，临走，还补充一句道："其实有不少人都很羡慕我这头黑发呢！"心理学家办完了事情、走出邮局时，回头看了一眼营业员，她脸上的表情已经明显松弛了，还耐心地替下一位老年顾客整理着包裹。

人一旦觉察到了自己的不可替代性，发现了事物美好的一面，就会改变消极情绪，更加积极努力地去工作。

我们在日常生活中，随时都会与各种各样的情绪为伴，由于情绪、情感的性质不同，既可以使你处于平静的心境，从容地生活；也可以使你不断处在紧张、恐惧的心理状态中，惶惶不可终日。如欢悦、愉快、乐观等积极情绪，有利于身心健康，对学习和生活起激励、鼓舞和推动作用；而消极的情绪，如悲哀、忧愁、恐惧、苦恼、紧张等，则无论对人的身心健康、还是工作生活，都会产生不良的影响。所以，有人说，情绪、情感是一种神奇的力量，如果发挥正性情感，它可以使你精神焕发，头脑清醒，冷静、理智地处理问题，大大提高你的学习和工作效率；如果陷入负性情感，则可以使你无精打采，萎靡不振，严重地影响工作和学习效率；或者暴躁易怒，做出后悔莫及的蠢事。

 小辞典

什么是积极情绪和消极情绪

情绪就是人对事物的态度的体验。尽管每个人的经历和境况千差万别，但人的情绪总是表现为愉快（积极情绪）和不愉快（消极情绪）两类。

积极情绪包括爱、希望、信心、同情、乐观、忠诚等；消极情绪包括恐惧、仇恨、愤怒、贪婪、嫉妒、报复等。

大量事实证明，情绪与健康有着密切的关系：人能经常保持乐观态度、愉快情绪对身体健康是很有利的；相反，心情不佳时产生的悲伤、抑郁、焦虑、恐惧、愤怒、暴躁等不良情绪，都可能成为疾病或灾祸的诱因，给身心健康带来危害。因此，情绪对人的事业、生活与健康都有着很重要的影响。所以，人们应该注意保持自己情绪的健康状态。

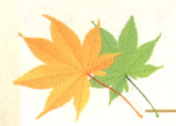

不良情绪是由不合理的信念即不正确的思维方式引发的。如果一个人长期坚持某种不合理的信念时,最终会导致不良情绪的情感障碍的产生。

那么我们如何抵制这些不合理的信念呢?

 小对策

抵制消极情绪

(1)减少绝对化的要求。绝对化要求是指人们以自己的意愿为出发点,对某一事物怀有其必定发生或不会发生这样的信念,做任何事都绝对化。认为某一事件必定会发生或不会发生,常与"必须"、"应该"这类词联系在一起。当某一事件的发生与绝对化要求相悖时,就难以接受,从而极易陷入情绪的困扰。然而客观事物的发展有其自身的规律,不可能依个人意志为转移。所以要减少绝对化要求。

(2)拒绝过分概括化。这就像以一本书的封面来判定一本书的好坏一样,一方面是对自身的不合理评价,比如失败后认为自己"一无是处"、"一钱不值"而导致自责、自卑以及焦虑和抑郁的情绪;另一方面则是对他人的不合理评价,即别人稍有差错就认为他很坏、不可救药等,会导致一味地责备他人,产生敌意和愤怒的情绪等。因此,我们要拒绝过分概括化的判断,对事物全面认知,才能产生良性情绪反应。

(3)减少糟糕至极的认识。所谓糟糕至极是认为一件事发生是非常糟糕的,是一场灾难,这种想法会导致个体陷入极端不良的情绪体验,如耻辱、自卑、焦虑、悲观、抑郁之中而难以自拔,从而容易产生焦虑、抑郁、悲观、绝望等极度不良的负性情绪。这也是长期形成的对事物的负面预期,有时与幼年经历有关。如果想摆脱消极情绪,我们就要时刻反思自己的情绪和对事物的认识,不被非理性情绪所困扰。

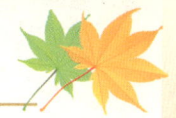

4. 梦的另一种解释
——化消极情绪为积极情绪

　　古时有一位国王，面临外族的入侵，将士们虽然奋力抵抗，但仍没有结果。有一天，国王做了一个奇怪的梦，梦见山倒了，水枯了，花也谢了，国王醒来后，出了一身的冷汗。便叫了一个解梦先生来给他解梦。解梦先生想了想，说："国王啊，大势不好！山倒了指江山要倒；水枯了指民众离心，君是舟，民是水，水枯了，舟也不能行了；花谢了指好景不长了。"国王听见此人说出了自己最担心的事情，勃然大怒，把解梦先生关进死牢。自己也从此忧心忡忡，一病不起，且病情愈来愈重。后来，有一位聪明的大臣听说了国王的病因后，主动要求参见国王，他神秘地对国王说，自己是跟随一位神仙学了解梦术，希望为国王解梦。听到国王陈述的梦境后，大臣做出了另外一番解释，国王听了大吃一惊，立刻豁然开朗，全身轻松，身体的病痛也很快痊愈。不久，将士们也打败了外族的入侵，保全了国土的完整。

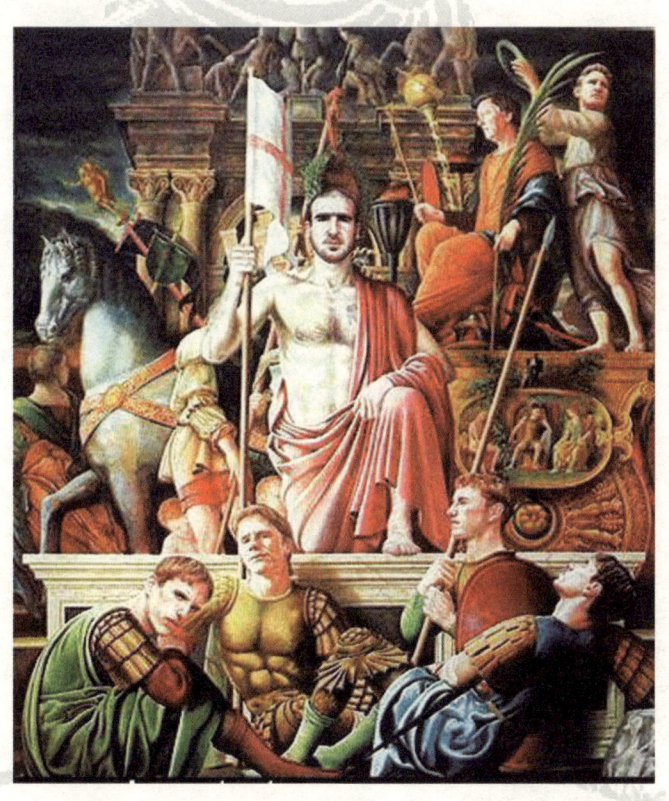

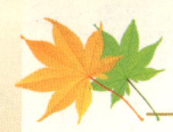

假如你是这位大臣,你将如何向国王解释?原来,国王在病榻上说出他的心事后,大臣一听,哈哈大笑说:"国王啊,太好了!这是一个不可多得的吉兆梦啊!山倒了指从此天下太平;水枯了指真龙快要现身了,国王,您就是真龙天子啊;花谢了,那就更对了——花谢见果子呀!"

这个故事博大家一笑,但笑过之后,大家认真想一想,我们的生活中也会遇到许多类似的事情。很多事情都是"横看成岭侧成峰"的,只要你善于从不同的角度看待同一件事情,就会看到不同的结果,也会产生完全不同的情绪反应,也就是说,是想哭还是想笑,完全看你看问题的角度和对问题的解释了。下面就给大家介绍心理学上的一种理论,那就是对事物的合理认知可变消极情绪为积极情绪。

 小辞典

合理情绪疗法

合理情绪疗法(RET),是美国临床心理学家艾利斯在20世纪50年代创立的心理治疗理论及方法。合理情绪疗法的基本理论是ABC理论。这一理论是建立在艾利斯对人本性的看法上的。艾利斯认为,人生来便具有用理性信念对抗非理性信念的潜能,但人常常为非理性信念所干扰。人们之所以会出现压抑、敌对、焦虑等消极的情绪,都是因非理性信念所致。

ABC理论认为人的情绪或行为反应不是由某一诱发性事件本身引起的,而是由经历了这一事件的个体对这一事件的解释和评价所引起的。

人们的情绪及行为反应与人们对事物的想法、看法有关。在这些想法和看法背后,有着人们对一类事物的共同看法,这就是信念。合理情绪疗法就是要帮助来访者以合理的思维方式代替不合理的思维方式,以合理的信念代替不合理的信念,最大限度地减少不合理的信念给他们的情绪带来的不良影响,以改变认知的方式来帮助来访者减少或消除他们已有的情绪障碍。

合理情绪疗法的整体模式后来被扩充为ABCDE。即:

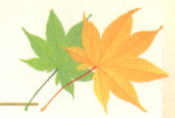

> A.（activating events）——诱发性事件。
> B.（beliefs）——由 A 引起的信念（对 A 的评价、解释等）。
> C.（emotional and behavioral consequence）——情绪的和行为的后果。
> D.（disputing irrational beliefs）——与不合理的信念辩论。
> E.（new emotive and behavioral effects）——通过治疗达到的新的情绪及行为的治疗效果。
>
> 这个模式的具体含义是：当事人在事件 A 面前表现出来的消极情绪和不良行为，体现和反应当事人不合理的信念 B，针对 B 的不合理之处进行辩论，也就是进行 D 这一工作，用合理的信念代替对方不合理的信念，消除导致消极情绪的内在因素，形成积极的情绪和行为反应。

　　如果你经常按照上述心理学法则看待事物，你就会发现——客观事物本来大多是没有好坏之分的，如果你不觉得它们糟糕之极，你就会看到"青草池边处处花"，"百鸟枝头唱春山"；反之，只能举目是"黄梅时节家家雨"，低眉即听"风过芭蕉雨滴残"。又比如打开窗户看夜空，有的人看到的是星光璀璨，夜空明媚；有的人看到的是黑暗一片。一个心态乐观的人可在茫茫的夜空中读出星光的灿烂，增强自己对生活的信心；一个心态悲观的人则只会让自己在黑暗中被淹没。

积极的人，像太阳

照到哪里哪里亮

消极的人，像月亮

初一十五不一样

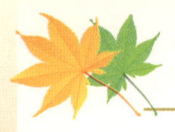

5. 什么是气

——如何化解愤怒情绪

疾风怒雨,禽鸟戚戚;霁月光风,草木欣欣;可见天地不可一日无和气,人心不可一日无喜神。

——《菜根谭》

爱生气的妇人

古时有一个妇人,特别喜欢为一些琐碎的小事生气。她也知道自己这样不好,便去求一位高僧为自己谈禅说道,开阔心胸。高僧听了她的讲述,一言不发地把她领到一座禅房中,落锁而去。妇人气得跳脚大骂,骂了许久,高僧也不理会。妇人又开始哀求,高僧仍置若罔闻。妇人终于沉默了。高僧来到门外,问她:"你还生气吗?"妇人说:"我只为我自己生气,不该找你来寻求帮助。""连自己都不原谅的人怎么能悟道?"高僧拂袖而去。过了一会儿,高僧又来问她:"你现在还生气吗?""不生气了。"妇人说。"为什么?""因为气也没有办法呀。""呵呵,这说明你的气并未消逝,还压在心里,爆发后将会更加剧烈。"高僧又离开了。高僧第三次来到门前,妇人告诉他:"我不生气了,因为不值得

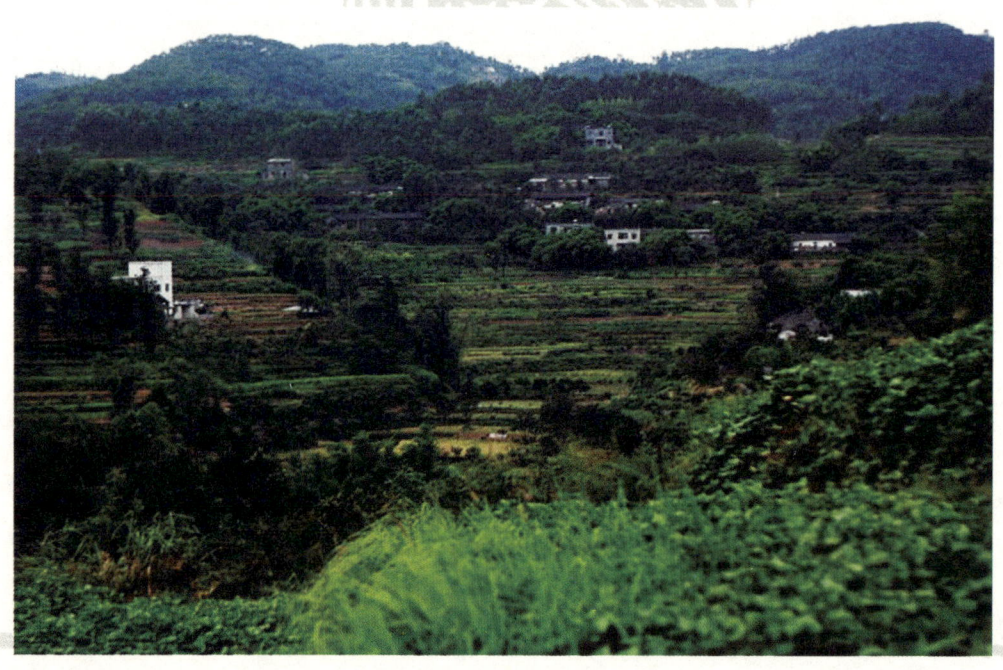

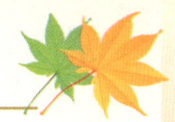

气。""还知道值不值得,可见心中还有衡量,还是有气根。"高僧笑道。当高僧的身影迎着夕阳立在门外时,妇人问高僧:"大师,什么是气?"高僧将手中的茶水倾洒于地,妇人视之良久,顿悟。叩谢而去。

跑三圈的人

汤姆总是一生气就跑回家去,然后绕自己的房子和土地跑三圈。孙子问:"为什么你生气时就绕着房子和土地跑?"汤姆说:"年轻时,每当和人吵架、争论、生气时,我就绕着自己的房子和土地跑三圈。我边跑边想,自己的房子这么小,土地这么少,哪有时间和精力去跟别人生气呢?一想到这里,我的气就消了,也就有了更多的时间和精力来工作和学习了。""成了富人后,你为什么还要绕着房子和土地跑呢?""边跑我就边想,我房子这么大,土地这么多,又何必和人计较呢?一想到这里我的气也就消了。"

心理学家认为,愤怒是事物不符合自己的需要或愿望受到挫伤的情绪体验。而愤怒的程度取决于违背愿望的程度,同时也受人格特征的影响。例如有人比较会调节自己的情绪,重大的挫折对于他来讲也可以用理智的方法化解,而有的人情绪不稳定,易激惹,一点小事也能使他勃然大怒。愤怒的程度可分为不满意、厌恶、愠怒、恼怒、愤怒、大怒、狂怒等。

当人的愿望得不到满足的时候,你的欲求、你的内心的驱动力量就遭到了挫折,而这些力量就像是被堵住的洪水,它需要寻找突破口,如果没有合适的出口,他自然就会找到缺口流出来;这些愤怒也像烈火,如果你试图阻止它,就会被它烧伤。

为了消除或缓解愤怒情绪对身心健康的危害,我们应当尽力避免愤怒情绪的发生,那么,我们应该如何化解愤怒情绪呢?

小对策

(1)回避刺激。在日常生活中,每个人都会碰到不喜欢的人或事,可以使人产生愤怒的情绪。假如能想方设法躲开这些不良刺激,暂时回避一下,可以避免矛盾激化。例如办公室有个人说话比较尖锐,那么你尽量不要用话去刺激他,甚至少和他聊天,这样可以尽量消除愤怒情绪的产生。

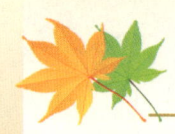

（2）及时转移皮层兴奋点。科学研究发现，人在发怒时，大脑皮层有个较强烈的兴奋灶在起作用，使怒火越烧越旺。如果这时能及时转移开目标，即在大脑皮层建立新的不同的兴奋灶，则可以减弱或抵消原来愤怒兴奋灶的作用，转移自己的愤怒情绪。迅速离开容易使自己发怒的现场和对象，到清静的地方；例如，发怒时唱唱歌，或进行其他文体活动等等，可使怒气烟消云散。在逐步冷静的过程中会重新审视刚才所发生的事情，整体、全面而长远的思维会使冲动的情绪慢慢平静下来，另外也可针对刚发生的事端，对对方的情况有个新的了解，对日后相处也会大有益处。

（3）适度宣泄。这种方法是最常用、也是最简单易行的，当你一旦感到愤怒，可以适度地将心中的不满或意见讲出来，以宣泄内心的愤怒。但同时要注意对象，选择能理解自己的亲戚或朋友，在不引起不良后果的情况下，做有益的建设性的宣泄是不错的选择。

（4）学会制怒术。怒气压在心头，就像埋藏着一颗定时炸弹，总有爆发的危险。应该学习一些可以化解愤怒的小方法。例如：在自己的床头上，或在自己工作单位的桌面上，贴上"制怒"的条幅，当遇到发怒的事件时，看到"制怒"二字，便会冷静下来。

再给大家举一个例子。有个小女孩，长得很漂亮，也很爱美，但是脾气特别坏，动不动就会生气。有人稍微碰到她，她就会生气。有谁惹她，她就会大声地骂人，要不然就会放声大哭，仿佛要掀起屋顶。每一次只要她生气了，大家就会躲得远远的，害怕被"台风尾"扫到。有一次，她跟弟弟闹别扭，牛脾气上来了，气得脸红脖子粗，两手叉腰，一边跺脚一边骂。这时候，她的妈妈静静地走了过来，拿着一面镜子放在她的面前。她看到了自己，眉头紧锁，面容皱皱的，恐怖而好笑，一点也不美。"原来生气时是这样的丑啊。"从此以后，每次她只要生气就会联想到自己生气的脸，想到自己如此难看，也就不再乱使性子了。这就是"镜子制怒法"。请记住，在与人共处中，能否有效地控制自己的情绪，以避免争吵和冲突，是走向成熟与否的标志之一。因为，从某种意义上说，一个人只有做了心境的主人，才能做命运的主人！

最后给大家介绍一首清代人阎景铭的消气歌。

　　他人生气我不气，我本无气他来气。
　　倘若生气中他计，气下病来无人替。
　　气之为病太可惧，诚恐因病把命废。
　　我今尝过气中味，不气不气真不气。

6. 宰相肚里能撑船
——忍让制冲动

谦和忍让，敬人持己，可以延年。

——《寿世保元》

一忍，可以当百勇；一静，可以制百动。

子贡问曰："有一言而可以终身行之者乎？"子曰："其恕乎。"

——《论语》

三国时曹操与袁绍大战官渡时，几次出现失利的危机。他手下一些文武官员为了留后路，纷纷给袁绍写信，表示愿意做内应。曹操转败为胜后，有人从袁绍那里搜出两箱这样的信件，并要求查处写信者。曹操却说："当时我自身难保，何况群臣。不查，一律烧掉。"于是当众焚毁了信件。群臣无不钦佩曹操的肚量，大家都忠诚地服从他的领导。

再给大家举个历史上的例子，廉颇自恃位高而侮辱蔺相如，而蔺相如则以"先国家之急而后私仇"的崇高精神，"称病不与争"。对于廉颇的侮辱，蔺相如并非不恼怒，但他以忍让宽容的道德修养控制了自己的情绪，避免了一场不利于国家大局的冲突。

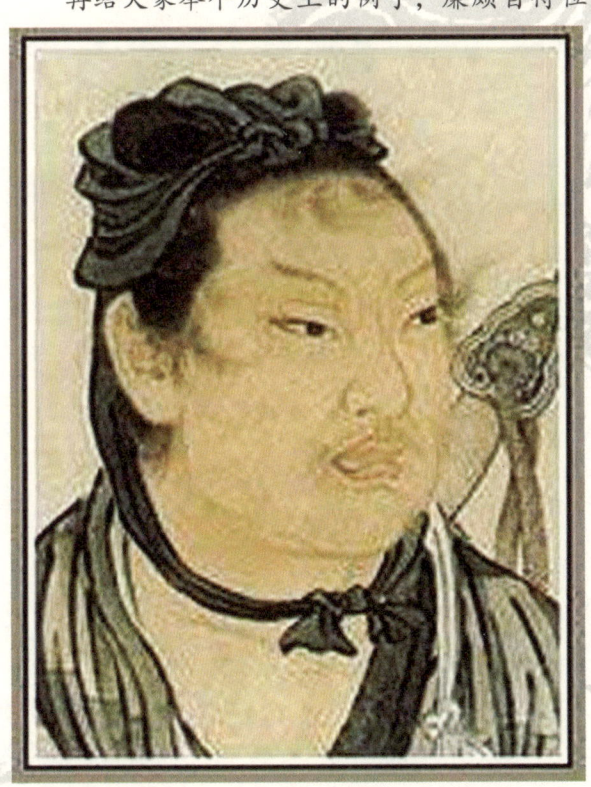

生活中每个人都应注意涵养，克己让人，对不利于自己的言行要有一种适度的容忍精神，经得起错误的批评甚至冤屈，以大局为重，这样才能成大事。有肚量的人，胸襟开阔，不拘小节，能够团结大多数人；而缺乏肚量的人，则斤斤计较，常常弄到孤家寡人的地步。

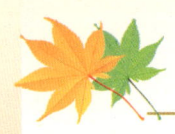

《史记·淮阴侯列传》中记载，有着贵族血统的青年韩信，平日喜欢腰挎宝剑。这一天正好遇到几个市井青年，用刀相逼，让韩信从自己的胯下钻过，否则留下命来。当那个市井上的小混混公然向他发出挑衅和羞辱时，韩信他何尝不愤怒？他眼睛盯着对方，恨不能一剑毙之。然而，韩信的理智战胜了冲动。他想了很多很多，他知道自己决不能因为这么一个小人坏了自己的大事，他知道自己决不能因为这么一个小小的挫折而放弃对人生理想的追求。韩信最终选择了接受"胯下之辱"。

由此看来，没有韩信的志存高远，就没有韩信的"胯下之辱"；没有韩信的"胯下之辱"，也就没有汉代开国功臣韩信。换句话说，一个志存高远的人是能够容忍"胯下之辱"的；反之，不能容忍"胯下之辱"的人是难以实现远大抱负的。

正如宋人苏轼在《留侯论》中所说："古之所谓豪杰之士者，必有过人之节，人情有所不能忍者。匹夫见辱，拔剑而起，挺身而斗，此不足为勇也。天下有大勇者，卒然临之而不惊，无故加之而不怒，此其有所挟持者甚大，而其志甚远也。"

古人说："必有容，德乃大；必有忍，事乃济。"一个人胸怀坦荡磊落，能无所不包、无所不容，那就无事不能成、无功不可就了，因为只有能包容一切，方能接受一切、忍耐一切，然后必能改变一切、克服一切，成为真正的强者。

 小对策

如何控制冲动

（1）自我放松，克制冲动。一般认为，使自己情绪激动的负性事件，都是触动了自己的尊严或切身利益的事情，很难一下子冷静下来，所以当你察觉到自己的情绪非常激动、眼看控制不住时，可以及时采取一些有效的方法自我放松，鼓励自己克制冲动。例如可以运用言语暗示如"不要做冲动的牺牲品"、"过一会儿再来应付这件事，没什么大不了的"等，或转而去做一些简单的事情，或去一个安静平和的环境，这些都很有效。科学研究发现，无论是发怒还是愤慨，人的冲动情绪往往只需要几秒钟、几分钟就可以平息下来。

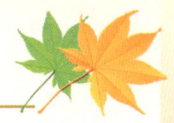

（2）忍让宽容，克制冲动。宽容是种风景，犹如暴风骤雨后天边的彩虹；宽容是种力量，支撑人们熬过数九寒冬，盼来阳春二月；宽容也是种魅力，一颗宽容的心衬托出迷人的人格……宽容是大度的表现，最能体现一个人的修养、气质和风度。把一般人难以容忍的事吞进肚里的人向来为人们所称道。

宽容还是理智的表现。当双方发生矛盾冲突时，特别是当个人的人身权利和经济利益受到非法侵害时，有理智的人会保持清醒的头脑，克制自己，耐心地讲道理，进行说服、规劝，及时化解矛盾，而不会恶语伤人，轻易地采取过激的行为，为了全局的利益、集体的利益，要甘愿和勇于吃亏。

（3）转移情绪，控制冲动。冲动来临时，把自己的注意、思想和行为转移到其他方面。具体来说可采用以下几种形式，例如可以把令你高兴的事一条条地列在一张纸上，并且边写边尽自己努力反复进行想象，沉醉于当时的愉快情景中去，这样便会使你乐以忘忧。另外可听听音乐，当消极情绪出现时，听自己喜爱的音乐，在旋律中，心情会获得放松。当冲动来临时，可先暂时把它避开，去进行你所喜爱的活动或游戏。比如说，你喜欢散步，你将会在这些散步中忘掉那些烦心的事。

忍
忍字头上一把刀
心魔不生鬼见逃
斩尽心头烦恼事
如服不老长生药
让
自古人长天亦长
让人一步有何妨
万里长城今还在
不见当年秦始皇

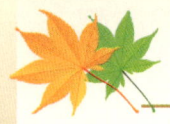

7. 别去踢"仇恨袋"

——如何化解仇恨

仇恨永远不能化解仇恨，只有宽容才能化解仇恨。

根本不必回头去看咒骂你的人是谁，如果有一条疯狗咬你一口，难道你也要趴下去反咬他一口吗？

——哲理名言

这是一则古老的寓言故事：有一位古希腊英雄，是一位力大无比的大力士，谁也不敢对他不敬。一天，他走在一条山路上，发现脚边有个袋子有点碍自己的事，于是就踢了一脚，希望它能远离自己。没想到，这个袋子在被踢了一脚之后，迅速膨胀起来。恼怒的大力士觉得很奇怪，于是又踢了一脚，没想到不仅袋子胀得又大又硬，自己的脚还踢伤了，大力士真的被激怒了，他从来没有见过自己踢不动的石头，更何况是一个袋子呢！于是，在气愤之余，他又找来一根大棒打它，未曾想这个袋子胀大到将整条路都被堵得死死的，完全无法通过了。大力士气喘吁吁地坐在路边休息。这时有一位天使经过，看到大力士的这副样子，又好笑又可怜，笑着对他说："你别着急，这就是传说中的'仇恨袋'啊！你越打它，越踢它，它就会变得又大又硬，还会通过反作用力回击你，使你受伤！"大力士急忙问："那我现在怎么办啊？它把路彻底堵上，我已经完全不能通过这条路了！"天使不慌不忙地说："其实很简单啊，只要你不去碰它，更不要去踢它打它，过一会，它就会慢慢地缩回原来的样子了！"大力士谢了天使，只好坐下来慢慢等待，果然，过了一段时间，"仇恨袋"缩小了，大力士顺利地通过了这条奇怪的路。

你在生活中，想必也遇到过类似的情况，仇恨是一把双刃剑，在你想伤害他人的同时，也一定会伤害自己。那么，这种仇恨是怎样产生的呢？在上面这个故事中，开始是因为大力士的自负，而更多的，是因为爱的缺失——爱的缺席必然就会导致"恨"的出场。尤其是我们中国人，在中国传统文化中，我们不难看到种种激动人心的理由，例如仁义、忠孝、道德、江山、社稷等，然而，事实上只要我们透过这些激动人心的理由，就不难看到在这一切背后所隐含着的共同的根源：仇恨。卧薪尝胆、荆轲刺秦王，在"正义"背后，隐含的是仇恨。至于"君子报仇，

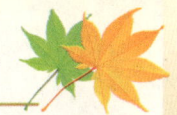

十年不晚"、"斩草除根"、"杀人灭口",隐含的是仇恨。究其原因,仇恨正是爱的缺席后人们寻求自我肯定的一种替代方式,一种倒错的情感,一种病态的表达方式。既然无法通过施爱来肯定自己、无法以存在的方式来表达,就必然通过另一种方式来肯定自己,通过非存在的方式来肯定自己,寻求一种满足。殊不知,仇恨是魔鬼的咒语。进而,因为不存在仲裁者,因此就只能以行动的效果作为判断存在价值的绝对依据。报复性反抗的仇恨、为反抗而反抗的仇恨,因此应运而生。遗憾的是,很少有人会认真地反省仇恨中所蕴涵的人性丑恶与残忍,而使得"冤冤相报何时了"。

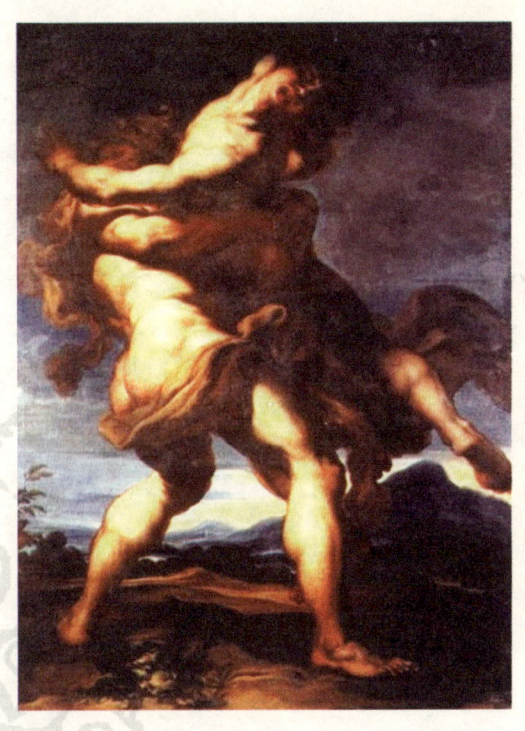

那么,我们怎样才能远离怨恨呢?

(1) 笑面人生。当不愉快之事发生之际,我们应处之泰然,不要以为到了世界末日,表现出惊惶失措或怒发冲冠。只要我们把事情看得透一点、淡一点,大事就可以化小,小事便可以化了。世间的烦恼和忧伤绝大多数都是因为自己心胸狭窄造成的。生活酷似一面镜子,你对着它哭,它必然会哭;你朝着它笑,它自然会笑。我们如果能在任何情况下都微笑着面对生活,烦恼和怨恨就不可能靠近我们。

(2) 应有宽容豁达之心——冤家宜解不宜结,结怨只缘心胸窄。不对别人的过失耿耿于怀,对别人的恩惠要想方设法给予报答,我们的心灵自然不会蒙上怨恨的阴影,我们的眼前必然充满明媚的阳光,我们的胸中时常都会荡漾着快乐的浪花。

甚至有的人还会做到以德报怨,拿恩惠报答仇恨的人,绝对是胸襟宽阔、心地善良、不斤斤计较个人得失的君子——饶人不是痴,痴汉不饶人。

(3) 牢记别人的恩惠。我们不能忘恩负义,别人的恩德,我们应该铭记在心。非但不能忘却,而且应该竭尽全力以"涌泉"回报"滴水之恩"。牢记别人的恩德,可以化解矛盾与怨恨。

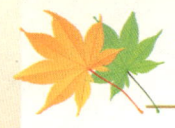

8. 总统的履历
——战胜自卑

不要看不起自己，也不要看不起别人。

——约翰·洛克

自卑是人类奋斗和成功的基础。而在另一个方面，自卑感又是一切心理顺应不良问题的根源。当一个人找不到一个适当而具体的优越目标时，自卑情结就出现了。

——阿尔弗雷德·阿德勒

摆在面前的有这样一个人的履历：
21 岁时，做生意失败；
22 岁时，角逐州议员落选；
24 岁时，做生意再次失败；
26 岁时，爱侣去世；
27 岁时，一度精神崩溃，曾想到自杀；
34 岁时，角逐联邦众议员落选；
36 岁时，角逐联邦众议员再度落选；
45 岁时，角逐联邦参议员落选；
47 岁时，提名副总统落选；
49 岁时，角逐联邦参议员再一次落选；
52 岁时，当选美国第 16 届总统。

这个人，就是阿伯拉罕·林肯——美国历史上最

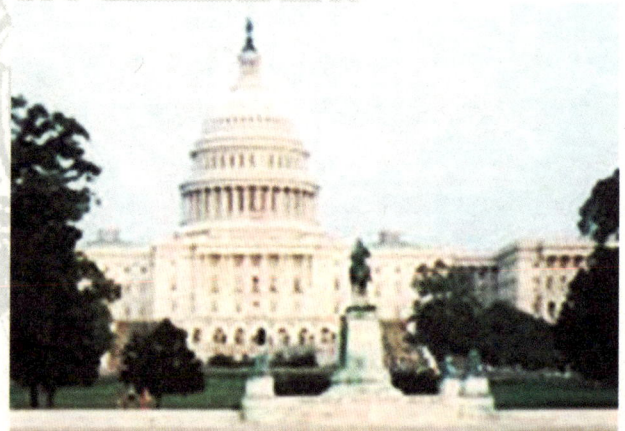

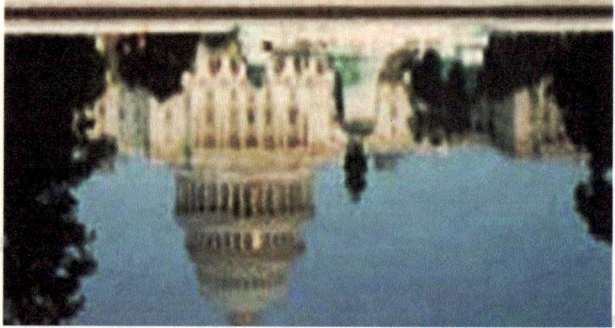

伟大的总统之一。

但也许有人不知道，解放黑奴的美国总统林肯，不仅出生卑贱，且其貌不扬，言谈举止缺乏风度，加上屡次的碰壁，他对自己的这些缺陷十分敏感，曾经一度极其自卑，认为自己没有前途了，而想到自杀。如果他当年做出这个行动，可能美国就痛失了一位好总统。当然，他没有，他最终选择了坚强面对，把自卑感转化为前进的动力，失败了，再爬起来！为了补偿这些缺陷，他力求从教育方面来汲取力量，拼命自修以克服早期的知识贫乏和孤陋寡闻。他在日光、灯光、烛光下读书，尽管眼眶越陷越深，但知识的营养却对自身的缺陷作了全面补偿。他最终摆脱了自卑，并成为有杰出成就的美国总统。

奥地利心理学家阿德勒认为，"由于痛苦而将自己看得太低就是自卑。"

阿德勒认为儿童的自卑感是一种普遍存在的事实，因为儿童依赖成年人生活并且受到成年人控制是不争的事实。经常遭受失败和挫折，是产生自卑心理的重要原因。当儿童利用这种自卑心理作为逃避行动的借口时，便发展为神经症的倾向；而当我们成年时仍未战胜这种自卑感，它就会转化为病态，形成"自卑情结"。

阿德勒的"个体心理学"认为自卑感是每个人都有的，如果感到自卑，内心会激励个体发奋图强，获得成功的满足感；而成功以后得到的满足感，在更成功者的成就面前，会再次产生自卑感，会再推动他去努力获得更大的成就，自卑与激励循环往复、永无止境。可见，自卑有时也会转化为前进的动力，只看你如何对待自卑了。

那么，如何战胜自卑心理呢？

小对策

（1）正确认识自己。俗话说："尺有所短，寸有所长""金无足赤，人无完人"。人不仅要如实地看到自己的短处，也要恰如其分地看到自己的长处，切不可因自己的某些不如人之处而看不到自己的如人之处和过人之处。应该善于发现自身价值，才能提高自信心，克服自卑感。要坚信"天生我材必有用"。

也要认识到，有了自卑不要紧，自卑有时候也是促使人走向成功的一种动力。人道主义者威特•波库指出，在每个人的内心深处都有一种灵性，凭借这一灵性，人们得以完成许多丰功伟业。这种灵性是

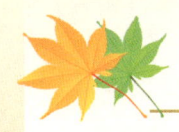

潜在于每个人内心深处的一股力量，即维持个性、对抗外来侵犯的力量。它就是人的"尊严"和"人格"。人们为了维护自己的尊严和人格，就要求自己克服自卑，战胜自我。因此，令人难堪的种种因素往往可以成为发展自己的跳板。一个人的真正价值取决于能否从自我设置的陷阱里超越出来，而真正能够解救我们的，只有我们自己。即所谓"上帝只帮助那些能够自救的人"。

（2）理智看待失败。有的人因一次失败和暂时的挫折，就认为自己能力不行。殊不知，挫折和失败的原因很可能是多方面的，不一定是能力不足造成的。只要制定合理的工作、学习和生活的目标，从一点一滴做起，努力获取成功。而一次小小的成功，会使自己增加自信心，随着成功次数的增多、成功体验的积累，自卑心理就会被自信所取代。

（3）告诉自己"我是最棒的"。也就是进行积极的自我暗示。当遇到某些情况感到信心不足时，不妨运用语言暗示给自己壮胆："我能行！""我一定会成功！""坚持就是胜利！"从而增强自己改变现状的信心。坚持经常鼓励自己，就会逐渐克服自卑感，增强自信心。

（4）勤能补拙——积极补偿。为了克服自卑，可以采用积极方法补偿。勤能补拙，知道自己在某些方面有缺陷，以最大的决心和最顽强的毅力去克服这些缺陷；"失之东隅，收之桑榆"。

贝多芬从小听觉有缺陷，在耳朵彻底失聪的情况下，选择了继续他的音乐人生，克服重重困难写出了伟大的乐章《第九交响乐》，他的名言——"人啊，你当自助！"成为许多自强不息者的座右铭。海伦在耳目失聪的情况下，选择了勇敢而有意义的生活，才得到了由总统亲自颁发的美国公民最高奖项。

许多伟人的优秀品质和一生的辉煌成就，从某种意义上来说，都是其个人缺陷促成的。

（5）自我解脱，寻找快乐。人生不可能一帆风顺，事事如意，生活中令人烦恼与失望的东西有很多。如果你不能及时改变和调节自己的心理承受力，人生就会永远处于烦恼中，自卑会伴你一生。当挫折和失败来临时，首先要相信失败是成功之母的道理，要善于从失败中吸取教训，找到失败的原因。其次，应明白世上没有人能随随便便成功的事实，要想成功，就要不怕失败，要经受住各种困难的挑战，不断磨炼自己，坚韧不拔，百折不挠，成功才会越来越近。再次，要学会另眼看待挫折和失败。人生的快乐有许多，不必把眼光只盯在烦恼上，而看不到其他的美好。

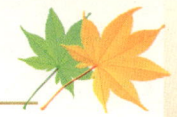

9. 小心"蝴蝶效应"
——如何摆脱烦恼情绪

世界上让我们看不顺眼的人越来越多，让我们看不顺眼的事越来越多，也许是因为自己越来越固执，心智也开始闭塞了。

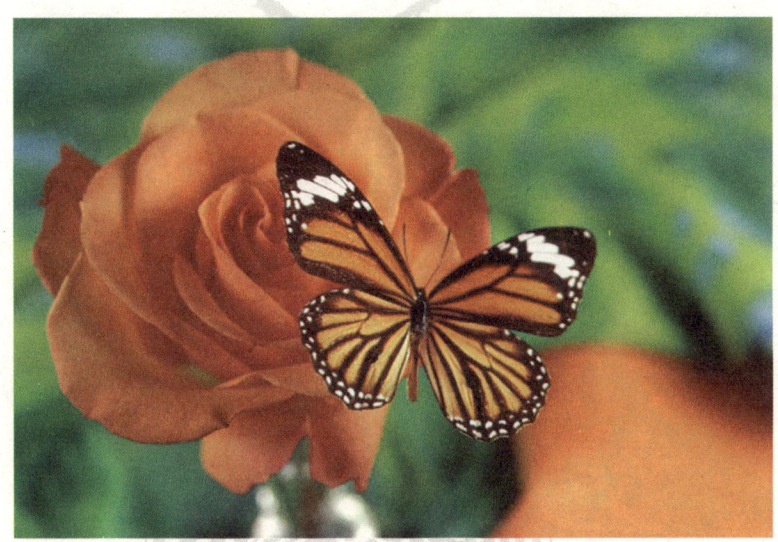

1960年，美国麻省理工学院教授洛伦兹研究"长期天气预报"问题时，在计算机上用一组数字简化模拟天气的演变。他原本的意图是利用计算机的高速运算来提高天气预报的准确性。但是，事与愿违，多次计算表明，初始条件的极微小差异，会导致计算结果的很大不同，而那些被忽略的次要因素却可能对预报结果产生重大影响，导致错误的结论。据此，洛伦兹用一种形象的比喻来表达他的这个发现——一只小小的蝴蝶在巴西上空扇动翅膀，它扇动起来的小小漩涡与其他气流汇合，可能在一个月后的美国得克萨斯州会引起一场风暴，这就是混沌学中著名的"蝴蝶效应"。人们在情绪上也有类似的现象，一点儿不快或许会带来一天的烦恼，一个人的烦恼也许会演化为一连串的事件。

有这样一个小故事：一个人上班迟到了，被老板训斥，心里很恼火，但对着老板又不敢发作，回家就冲妻子发起了脾气。妻子莫名其妙地挨骂，又不便与丈夫理论，气得去打成绩不好的儿子，儿子挨打很烦恼，跑出去，走在街上，一条宠物狗挡住了他的去路，还冲他汪汪乱叫。儿子更生气了，一脚踢了过去。宠物

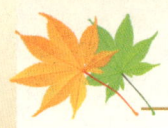

狗从未受过如此待遇，吓得一路狂奔。这时正好碰上丈夫的老板下班，老板猝不及防，被狗撞倒，当场心脏病发作，被送医院抢救。当然，这是一个比较碰巧的例子，但却绝不是天方夜谭。

写到这里，我又想起了在西方流传的一首民谣：

掉了一颗铁钉，丢了一只马蹄铁。

丢了一只马蹄铁，折了一匹战马。

折了一匹战马，损了一位将军。

损了一位将军，输了一场战争。

输了一场战争，亡了一个帝国。

——多么耸人听闻啊！一个帝国的灭亡，居然始自一颗小小铁钉的丢失，而它又带来了一连串的连锁反应。正所谓小洞不补，大洞吃苦；千里长堤，毁于蚁穴。

人生的烦恼随时都会碰到，关键是我们如何处理这些小烦恼，建立健康快乐的情绪品质，使小烦恼不至于造成大的麻烦。

小对策

（1）眼光放远，笑对生活。要想培养健康快乐的情绪品质，从大的方面来讲，首先要树立正确的人生观；应当正视现实，面对当今的处在发展变革中的社会，热爱生活，增强对人生、前途、事业的信心和勇气。现实生活中难免遇到挫折和痛苦，在充满荆棘、坎坷、风雨、挫折与失败的人生旅途中，要有高尚的情操，要建立远大理想、襟怀广阔、意志坚强、勇于拼搏，用平常心态对待生活。而不要学习那个自寻烦恼的杞人。这样才能始终保持乐观精神，笑对生活，也才能掌控自己的情绪，不致产生强烈而持久的烦恼情绪波动。而那些胸无大志、目光短浅、思想狭隘的人，最容易产生情绪波动，喜怒无常。这就是古人所说的"君子坦荡荡，小人常戚戚"。只有理想远大了，眼光放远了，才能有效地调整好自己的情绪，并保持乐观的心态。

（2）退一步，海阔天空。在今天竞争压力极大的社会中，尤其是在工作场所，只要与人接触，就避免不了发生矛盾和烦恼，这无疑会影响你的情绪。这就需要注意忍让。当有可能要与别人争吵时，最好你先退一步，忍一忍，防止正面对垒，防止冲突发生。有句老话："忍一忍，风平浪静；退一步，海阔天空。"请记住这一古训。那么，受了委屈之后，有的人很长时间不能调整好自己的情绪，这样也容易影响自己的心理健康，要记住对周围的人和事不要耿耿于怀。很自然，不论单位还是社会上，都会有让人看不惯的事，而这些事情又是你所无法解决的，你大可不必为此跟自己过不去，郁闷不乐。想一想，你自己生闷气也于事无补，这样只能对自己的心理健康带来影响，所以千万别为不平之事生闷气，能忘掉的就忘掉吧。

（3）转移兴奋点。就是把注意力从引起烦恼的不良情绪的事情转移到其他事情上，人的情绪大脑存在兴奋点，烦恼时，如果做做其他的事，大脑兴奋点就可以转移到新的事情上面，使人从消极情绪中解脱出来，从而激发积极、愉快的情绪反应。例如，当自己情绪不好时，可以做一些自己平时感兴趣的事，通过其他活动如游戏、打球、下棋、听音乐、看电影、读报纸等正当而有意义的活动，使自己从消极情绪中解脱。另外，还可以转移话题或回忆自己高兴、幸福的事，使消极情绪转换为积极情绪。

（4）改变环境。可以通过改变环境来达到目的。当自己情绪不理想时，到室外走一走，到风景优美的环境中玩一玩，会使人精神振奋，忘却烦恼。把自己困在屋里，不仅不利于消除不良情绪，而且可能加重不良情绪对你的危害。即便不走出去，如果能够改变一下自己所处的环境，也可以使心理得到转机。如收拾一下房间、改变一下格局、点缀一些花草，都不失为一种好办法。

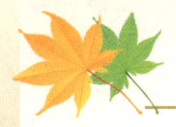

10. 军人的祈祷

——接受现实，培养理性情绪

生活就是一面镜子，你笑，它也笑；你哭，它也哭。

——萨克雷

人受情绪上的困惑，不是由于发生的事实，而是由于对事实的观念。

打碎了牛奶桶，哭泣也没用。

——谚语

小镇上的军人

传说在法国一个非常偏僻的小镇上，有一个特别灵验的泉水，常会出现奇迹，你如果真诚地祈祷，可以治愈各种疾病。

有一天，一个拄着拐杖、少了一条腿的退伍军人，一瘸一拐地走过镇上的马路。旁边的镇民带着同情和不解的口吻，小声说："看，那个可怜的军人，难道他要向上帝请求再有一条腿吗？"没想到，这一句话恰恰被退伍军人听到了，他转过身对他们笑了一下，说："我不是要向上帝请求有一条新的腿，而是要请求他帮助我，教我没有一条腿后，也知道如何过日子。"

失去了一条腿，固然是没有补救的办法了，如果整日的思想、情绪还缠绕在这个不可改变的事实上，必然会为之所伤，这时候，我们不妨换一种想法，把已经发生的，就接受吧，学会为所失去的感恩，也接纳失去的事实，不管人生的得与失，总是要让自己的生命充满了亮丽与光彩，不再为过去掉泪，从现在开始，让已有的发挥最大的作用，努力地活出自己生命的色彩。

幸好做贼的是他而不是我

大家可能听说过这个故事：罗斯福是前美国总统。一次，罗斯福的家中被盗，丢失了许多贵重的东西。一位朋友知道后，就马上来安慰他，劝他不必太难过。罗斯福对这位朋友说道："谢谢你来安慰我，我现在很平安，感谢生活。因为，第一，贼偷去的是我的东西，而没伤害我的生命，值得高兴；第二，贼只偷去我的部分东西，而不是全部，值得高兴；第三，最值得庆幸的是，做贼

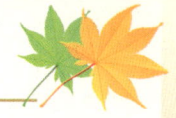

的是他,而不是我。"朋友听后颇为感慨,对罗斯福总统的观念感到非常欣慰和佩服。

对任何一个人来说,被盗绝对是一件不幸的事,但是,罗斯福却找出了感谢和庆幸的三条理由。所以,在茫茫的黑夜里看到希望的黎明,在凄风苦雨中看到美丽的彩虹,这是一种处世哲学,也是生活中的大智慧。只有这样以理性的认知看待事物,我们才能有理性的情绪。

那么,如何理性看待已经发生的事情呢?

(1)事物无好坏之分,只有态度之分。一个人因为发生的事情所受到的伤害,远不如他对这个事情的看法更严重。所以,如果改变不了事情,就改变对这个事情的态度。态度变了,事情就变了,好运就会悄悄地来临,心情自然也会快乐起来。

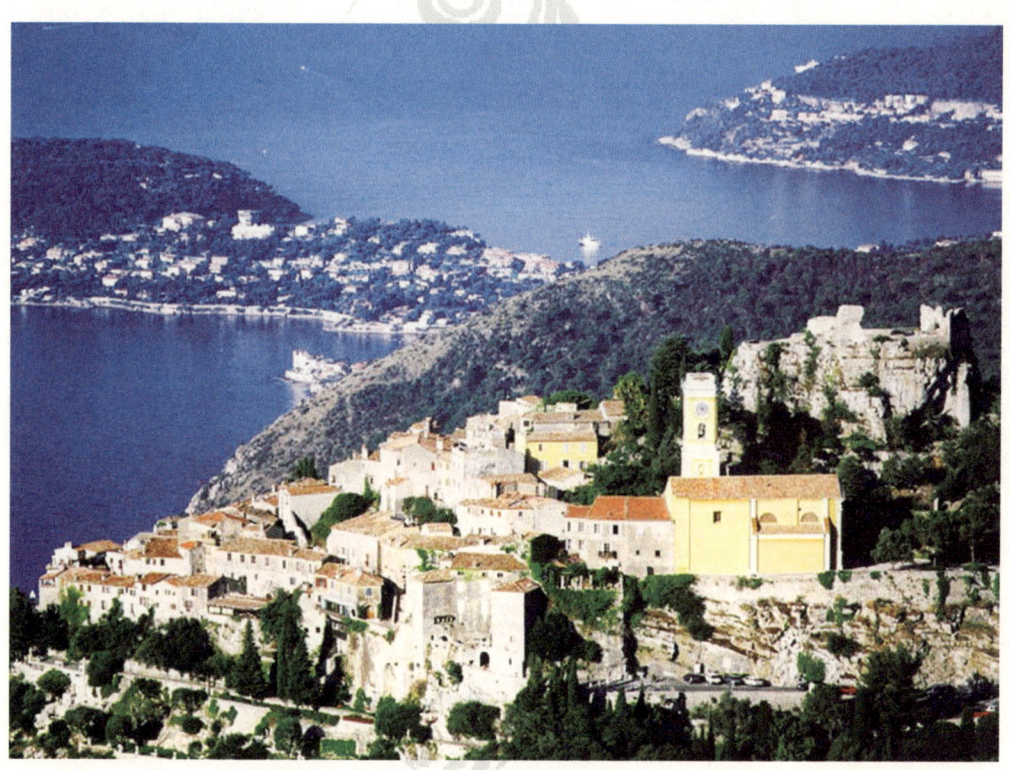

(2)站在他人角度,全面看待问题。人生活在现实社会中,就像瞎子摸象一样,一般容易局限于自己的角度,看不到"庐山真面目",又由于人们的许多情绪困扰并不一定是由诱发事件直接引起的,而是由经历者对事件加入了自己的非理性认识和评价,所以就没有办法站在别人的立场去为他人着想,冲突与争执也就在所难免,矛盾和烦恼也就由此而生。如何消除这种烦恼?不妨进行换位思

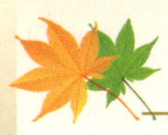

考。你要力图从客观的角度看问题，站得高一些，试着去了解他人的感受，这样能使你获得全新的视角和感觉。这样，人与人之间许多误会就可以消除，自然就会减少许多情绪上的烦恼。

（3）看淡得失，淡泊心境。俗话说，人比人，气死人。尤其是用自己失去的与别人得到的比，则会越比越不能平衡，甚至导致情绪问题，这又何必呢？上帝不会特别偏爱任何一个人，"尺有所短，寸有所长"，只要你接受现实，不去钻"失去"的牛角尖，就会得到淡泊平静的心态，也会更加快乐。这不正是每个人所期盼的吗？

正如一副对联所说："日出东海落西山，愁也一天，喜也一天；遇事不钻牛角尖，人也舒坦，心也舒坦。"

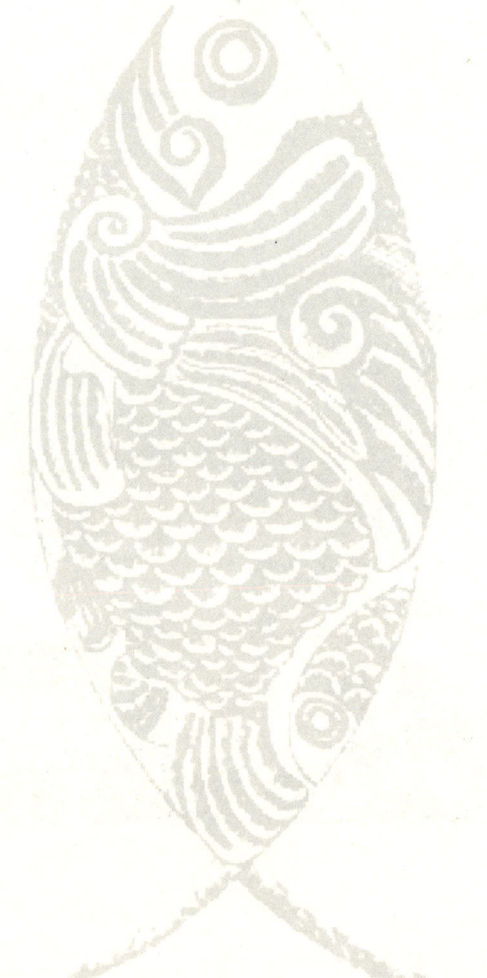

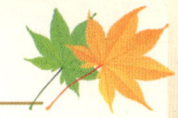

11. 疏泄情绪

眼泪之于灵魂恰如肥皂之于身体。

——犹太谚语

哭可以打开肺腑，洗涤面孔，锻炼眼睛，缓和情绪，所以放声哭吧。

——狄更斯

哭泣会减弱悲痛的程度。

——莎士比亚

有一中年男子从小就认为哭泣是脆弱、害羞的表现，当他母亲去世、妻子又患重病时，他在数月里一直感到胸部疼痛不已，精神抑郁，服药也无效，工作也受到了影响。无奈之下，他只好求助于心理医生，当他把一切告诉医生时，眼泪虽充满眼眶，但仍强制自己不哭出声来；心理医生拍拍他的肩膀，递给他几张纸巾，轻柔地告诉他：你可以在这儿哭泣。于是他成年后第一次，突然失声痛哭起

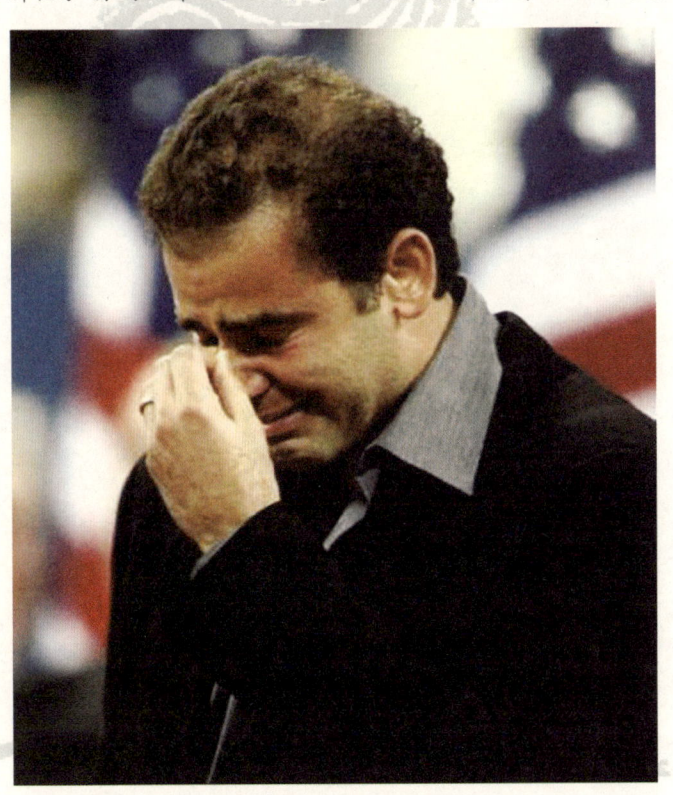

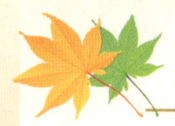

来，而且持续足足达十几分钟之久。几天后，该男子的胸痛症状明显减轻了。心理医生告诉他，胸痛是情绪压抑的结果，并建议他以后有了痛苦不妨哭出来。

研究发现，女子的寿命普遍比男子长，这除了职业、生理、心理等方面的影响之外，心理学家认为，经常哭泣，也是一个重要因素。哭泣后的情绪悲伤程度会减低40%。美国心理学专家发现，眼泪可以缓解人的压抑感。他们通过对眼泪进行化学分析发现，泪水中含有两种有害的化学物质，即脑啡肽复合物及催乳素（其仅存于受情绪影响而流出的眼泪中，在受洋葱等刺激流出的眼泪中则测不出来），流泪可以把体内积蓄的导致忧郁的这些化学物质清除掉，从而减轻心理压力。所以痛哭一场比眼泪往肚子里咽好得多。哭是痛苦的外在表现，也是一种心理保护措施。哭作为一种发泄方式，虽然不雅，但却有它的积极作用。有人发泄的方法是摔打家具、打人骂人等，这种攻击性的发泄，既害别人、又害自己，是不可取的，而哭泣则是宣泄情绪比较安全的方法，是情绪的无害出口。

小辞典

泪水源自何方

泪腺位于眼球的外上方，在白天大约分泌0.5～0.6毫升的泪液，起湿润眼球结膜和角膜的作用。一般人平均每分钟眨眼13次左右，每眨一次眼，流出的泪水就会对眼睛做一次清洁。分泌出的泪液部分被蒸发掉，另一部分就通过泪点，进入泪小管，流入泪囊。如果泪液的分泌量过多，泪液来不及蒸发或进入泪小管，就会从眼睑溢出造成流泪。泪水是一种无色液体分泌物，这种微碱性透明液体，除98%的水分外，其余2%为蛋白质、酸类脂类、代谢产物、无机盐及免疫球蛋白A等。它能维持眼球表面的湿润，保持角膜的透明性，还有冲洗和消除飞进眼内的灰尘、稀释和中和酸碱浓度以及消毒和杀菌作用，从而避免和防止眼睛受到损害或继发感染。眼泪还是一种滤液，其作用是对进入眼睛里的血液进行过滤。在眼睛眨动的过程中，眼泪湿润整个上部组织和角膜。当这种液体的流量多起来时，这些管和孔不能吸收过多的液体，这时，眼睛的眨动就会使眼泪顺着眼角流出。

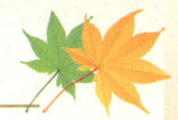

但是，也并不是说哭泣适合所有的人和所有的情况，在哭泣宣泄时，我们要注意以下几个问题：

（1）压力大时可以自我"催哭"。有一部分人因为性格的原因在遭遇压力或问题时流不出眼泪，根据自身的情况，可以进行自我催哭解压。例如，王小姐不是一个随便就能哭的人，"我真的不是刻意憋着不哭，我是真的哭不出来，虽然我很想哭"。后来的某一天王小姐在看一部电视剧时，被里面情侣生离死别的剧情深深地感动了，眼泪也不由自主的流了下来。流了泪感觉特别舒服，一身轻松。之后王小姐特别注重收集感人的剧集、电影，还包括一些感人的书籍。当觉得压力很大的时候，看看这些电视、小说，然后再流流泪，生活可变得轻松。

（2）哭也要适可而止。15分钟是哭的极限，如果哭得太久对胃肠功能有损，还会损伤记忆力和注意力，甚至降低免疫力。因此哭泣的时间不宜超过15分钟。压抑的心情得到缓解后就不要再哭了。

（3）怎样停止哭泣。可利用"呼吸法"，先用鼻深深地吸一口气，然后再用嘴深深地吐一口气，以此反复，直到能够停止哭泣。

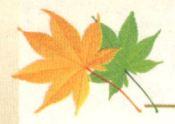

12. 一笑了之
——幽默化解情绪困扰

笑一分钟，相当于对一个病人进行了45分钟的松弛锻炼，其实这就是精神放松法。

——德国心理学家

世界上只有三件事是真的：上帝、人类的愚蠢和笑声。前两项是我们无法理解的，所以，我们必须对第三项多下点功夫。

——美国前总统肯尼迪

有位老大爷与孙子逛公园，不慎脚下一滑，摔倒在草地上，小孙子刚要扶他起来，仰面朝天的他却笑呵呵地摆了摆手："别别！天这么蓝！云这么白！机会难得。让我就这么躺一会儿，正好痛痛快快地欣赏欣赏这美丽的景色！"说着，跟小孙子一起笑起来。

由于现在高速度的生活节奏，每个人都像是给自己上满了发条一样，一般人遇到路上堵车或者约会取消，都会急得想骂人，这样既不利于社会交往，也损害自己的情绪。遇到烦心事，不妨向这个老大爷学习，一笑了之，大家都开心。

有位旅行者乘坐火车出行，在窗口喝咖啡时，一不小心，把小茶几上的一只皮手套碰掉到飞奔的列车外，那可是新买的羊皮手套啊！大家都为他惋惜，他却笑了笑，接着，不慌不忙地把另一只也扔了下去。旁边的人都惊呆了，惊问其故，他再次笑了笑："呵呵，这没什么，索性把另一只也扔下去，或许过路的朋友正好需要一双手套呢！"

在现实生活中，谁也别指望生活永远都是鸟语花香，但却可以要求自己的心里永远开着明媚的花。这朵花就叫做"幽默"。

幽默是人类一种积极的心理防御机制，它能使人们平衡和松弛心理郁结，起到固守从容、化解焦虑的积极作用，是保证心理健康的一剂良药。

那么，如何利用幽默来化解情绪上的烦恼呢？请你试一试下面几种方法：

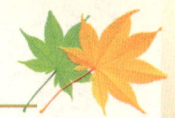
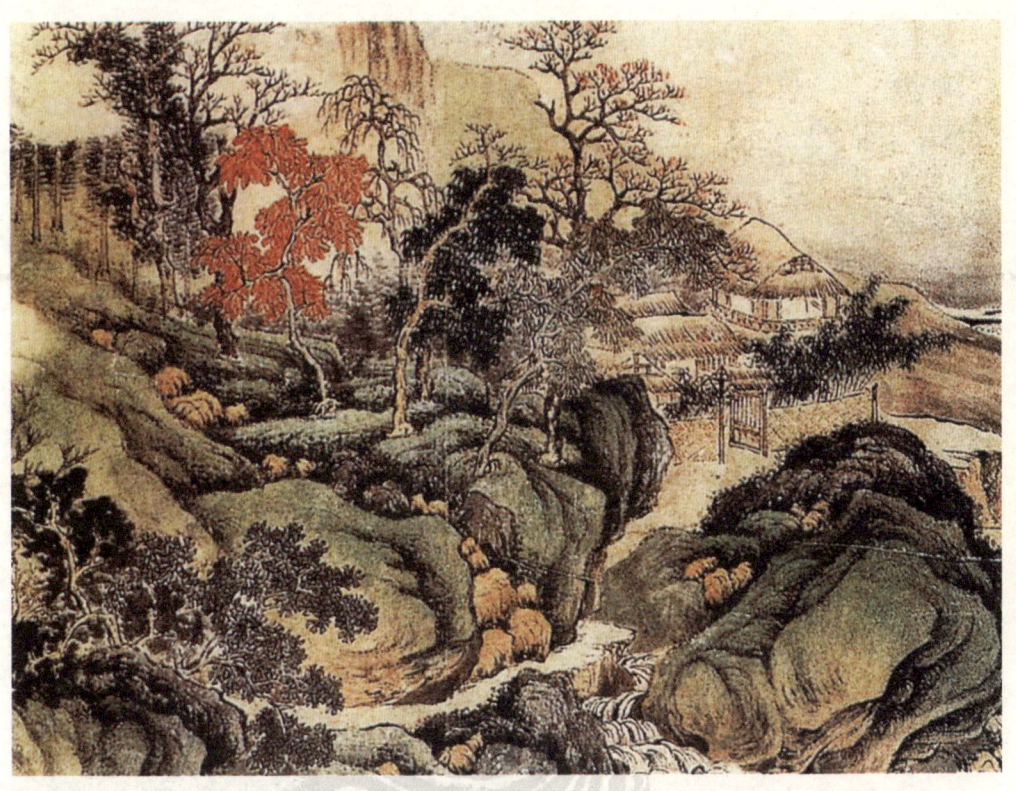

（1）寻找自己的"开心果"。我们的现代生活充满了竞争和挑战，许多人因此很难笑出来，而整日的压力会导致各种身心方面的障碍，反而会使工作效率下降。有科学家研究发现，如果经常沉浸于愉悦、开心的氛围中，就能帮助消除人的紧张、疲倦和情绪低落等情绪问题。例如，你可以根据自己的实际情况，如果你喜欢音乐，不妨听点喜欢的乐曲；如果喜欢漫画，你可以找本幽默诙谐的漫画书读一读；或去看场喜剧电影等等。当你哈哈大笑的时候，你很难想起困扰你的问题了。如果每天多开心一点，不开心的时间自然就少了。

科学家法拉第年轻时，由于工作紧张，以致神经功能失调、身体虚弱，经长期药物治疗，仍无起色。后来，一位名医给他开了一个特殊的药方：一个小丑进城，胜过一打医生。此后，法拉第经常抽空去看滑稽戏和喜剧，常常捧腹大笑。笑驱散了法拉第的紧张，人一下子变得轻松愉快了，随之工作效率也提高了，取得了重大的科学成果。

因此，找一颗属于自己的开心果，让自己能开心地笑出来，就是一剂应付压力的良药。

第二篇　情绪与健康

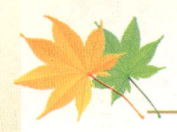

（2）自我解嘲，巧妙化解尴尬局面。有人说，幽默是精神的松弛剂和消毒剂，是有助于个人适应的工具。当一个人发现一种不调和的或对自己不利的现象时，为了不使自己陷入激动状态和被动局面，最好的办法是以超然洒脱的态度去应付。此时，一个得体的幽默往往可以使一个本来紧张的情况，变得比较轻松；使一个窘迫的场面在笑语中消逝，使愤怒、不安的情绪得以缓解。但要注意，善于幽默的人，不开庸俗的玩笑，更不随便拿别人开心，而是以机智的头脑、渊博的学识，巧妙诙谐地揭露事物的不合理成分，既一语中的，又使人容易接受。在一些非原则问题上，宁可自我解嘲，也不要去刺激对方而激

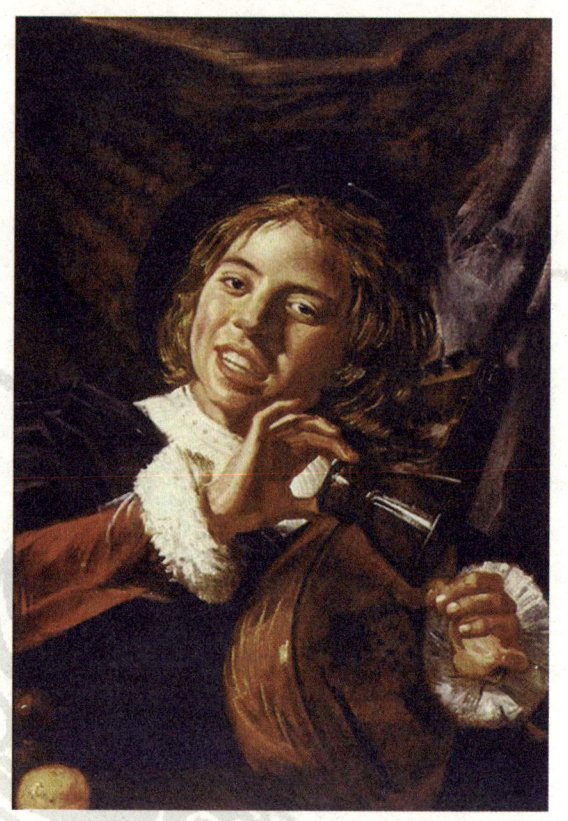

化矛盾。这一点说来容易，实际上开一个称得上是幽默的玩笑是有很多讲究的。首先你自己要有自嘲的风度和心胸，其次要有幽默的智慧和勇气，要想做到真正的幽默还需增强自己的学识修养。

（3）笑了就开心了。有人常说，我得开心才会笑呀，不开心怎么笑？实际上不是这样，你可以先笑出来，然后你真的会开心了。不信可以先试一下。科学家研究发现，笑有助于消化，笑能减轻压力，笑是长寿的秘方。有时候我们因为一些繁琐的小事而笑不出来，但转念想一想，我现在所关心的事情，10年后看来，不会显得愚蠢吗，为什么我要用发生的微不足道的琐事烦扰我呢。所以不管你遇到什么事情，你不妨大笑出来，在笑声中，一切都显露本色。正如一位哲人所说：

失败了，我笑，它们将化为梦的云彩；成功了，我也笑，为自己取得的成就；我笑邪恶，它们远我而去；我笑善良，它们发扬光大。我要用我的笑容感染别人，让别人和我一样笑的开心。

其实不论在任何处境中，我们都有笑的资本。记住，知足常乐是笑的源泉，幽默轻松是笑的关键，生活丰富是笑的条件。

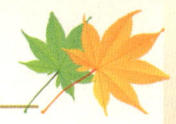

长乐歌

知足常乐苦也甜，知足赛过长生药。
自得其乐乐陶陶，琴棋书画养花鸟。
助人为乐多行善，我为人人人为我。
苦中求乐常自安，风雨过后现彩虹。
与人同乐行方便，取人之长补己短。
天伦之乐赛灵丹，心心相印享天年。
宽心为乐可延年，谅人之过感人恩。
畅谈之乐更添欢，奇闻趣事当笑谈。
静中求乐寿长延，清心寡欲思虑免。
生活莫要过高攀，不是神仙胜神仙。

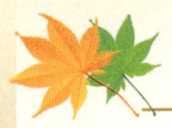

13. 我不知道风向哪里吹
——爱情中的迷惘情绪

我不知道
风是在哪一个方向吹——
我是在梦里,
在梦的轻波里沸洄。

我不知道
风是在哪一个方向吹——
我是在梦里,
她的温存,我的迷醉……

——徐志摩（1928年作）

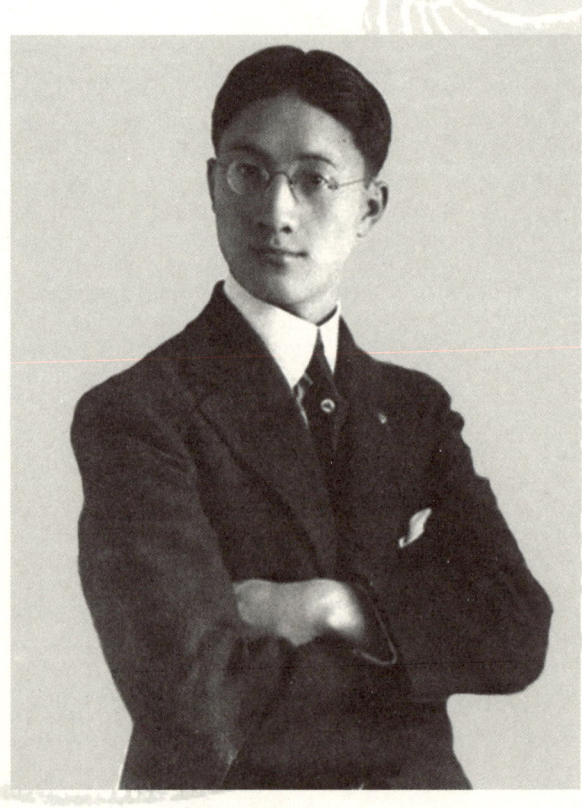

徐志摩（1897～1931），中国著名现代诗人、散文家。浙江海宁人。徐志摩先后就读于上海沪江大学、天津北洋大学及北京大学，于1918年赴美国克拉克大学学习，之后又到英国剑桥等大学学习，这是他短暂一生中的重要时期。归国后曾在上海光华大学等大学任教，还相继创办了新月书店和《新月》、《诗刊》等刊物，影响很大。

这样的一个不可多得的才子，却多年陷入一段无望的感情中而无法自拔。他爱着林徽因，却又没能够得到她；继而娶了特立独行的陆小曼。1931

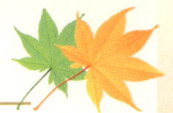

年的那个初冬季节,陆小曼以各种理由让徐志摩从北平火速回沪,其实只是为了得到买大烟的银两,徐志摩回来后万分失望,却又无可奈何,在把身上的钱几乎掏干净后,去南京朋友那里借点盘缠,就又匆匆登上了返回北平的邮政飞机——因为当时的邮政飞机载人属于顺路搭载,票价非常便宜——可是,正如大家所知道的,这班1931年11月19日由南京飞往北京的飞机,再也没有回来。但是人们不知道的是,徐志摩之所以匆匆赶回北平,是为了参加林徽因的讲演。一个才子就这样永远留在了人们的记忆中,连同他那迷惘凄美的爱情故事。

也有很多青年人,正在或曾经为爱情的选择而神伤、迷惘,甚至为此影响到自己的前途和幸福。那么,我们该如何调适爱情的迷惘心理呢?

(1) 真正的爱情是不需要迷惘的。爱情的迷惘有时候是自己困扰自己的无解难题,你越是深陷其中,就越得不到合理的选择答案。这时候,我们可以"跳出来"看问题,既然追求的是爱情,就不要拿两个人的自身条件比来比去,尺有所短,寸有所长,每个人都是独一无二的,要想选择一个完美的人几乎是不可能的。因此,困在这种问题中是毫无意义的,不妨问自己一句,"我爱这个人吗?"有爱就够了。

例如,我有个关系不错的好朋友,近几年一直陷入在"三角恋"当中,两个男性同时追求她,而且两个人都不放弃,一个是英俊青年但无背景,另一个是前途似锦但不英俊,好朋友不知所措,一段时间跟这个近一点,过一段又觉得那个好一点,不知道该怎么选择。茫然之中她问我该怎么办。我想了想,告诉她:"如果你不知道该选择哪个,如果你犹豫不决,那说明你哪个都不爱,就哪个都不要选择算了。"她听了睁大了眼睛,"为什么?"我接着说,"因为真正的爱情一旦来临,是什么也挡不住、什么也抗拒不了的,绝对不会让人感觉到无从选择。"她思考了一会,恍然大悟。

(2) 你拥有的就是最好的。有人迟迟不能选择,总是认为后面是不是还有更好的,于是陷入迷惘。哲人告诉我们,不要认为后面还有更好的,因为现在拥有的就是最好的。不要认为还年轻可以晚些结婚,爱情是不等年龄的。不要因为距离太远而放弃,爱情是可以和你一起坐火车的。不要因为对方不富裕而放弃,只要不是无能的人,勤劳可以让你们富裕的。不要因为父母反对而放弃,你会发现因为这个原因而放弃的爱情,将是你一生的悔恨。

(3) 单纯的爱情最幸福。有的人想要经历多一点爱情,然后选择一个最好

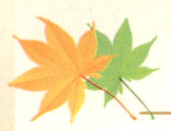

的，认为这样的选择比较理智，其实对于爱情，越单纯反而越幸福。我们经常会看到那些相貌普通的人谈一次恋爱也就结婚了，但一些美貌佳人反而是大龄"剩女"，这是什么原因呢？其实，一生只谈一次恋爱是最好的，经历多了，会麻木；分离多了，会习惯；换恋人多了，会比较；到最后，你不会再相信爱情；你会自暴自弃，你会看破红尘；你会为了结婚而结婚，就这样过一辈子。回过头来一想，竟还不如多年前的第一个恋人感觉好。

（4）爱是责任。在古希腊传说中，情侣都将戒指套在对方的中指上，因为他们相信那儿有一根血管直通心脏。所以戒指的意思就是用心承诺责任。爱除了最初的甜蜜，更多的是承载着责任，许多的选择迷惘都是从自己的角度考虑的，遇事多为对方想一想，你也许会看到不一样的风景，也许会从迷惘中走出来。

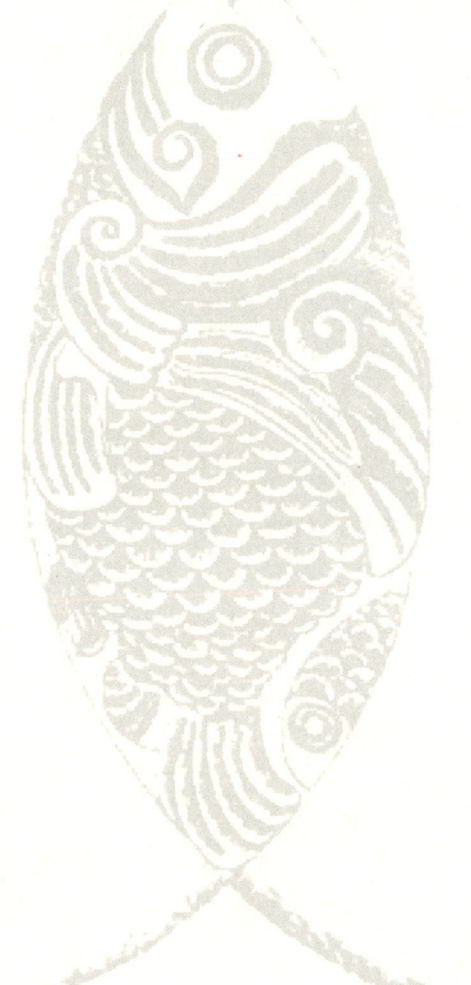

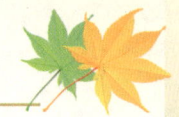

14. 留半杯水给别人
——助人自助更快乐

很久以前，有一对旅行者被困在荒无人烟的沙漠，水尽粮绝，两人疲惫地踉跄着前行，突然，旅行者眼前一亮，他发现了满满一杯子水，一瞬间，大脑里展开了斗争——是先给朋友，还是留给自己慢慢救命？最后，旅行者没有把水分给朋友，他抱着水杯，竭尽全力向沙漠深处跑去，想独享比黄金还要贵重的水，但朋友在后面使劲追赶。旅行者踉踉跄跄，慌不择路，又要护住杯中的水，累得够呛，朋友也气喘吁吁。追了很久，最后旅行者一不小心，一杯水全泼到了黄沙里，覆水难收，结果两人一滴水也没喝进嘴里，筋疲力尽，求生的勇气全无，很快都被黄沙埋葬。

看了这个故事，请你想一想，你如果是这个旅行者，你会怎么做呢？也许，

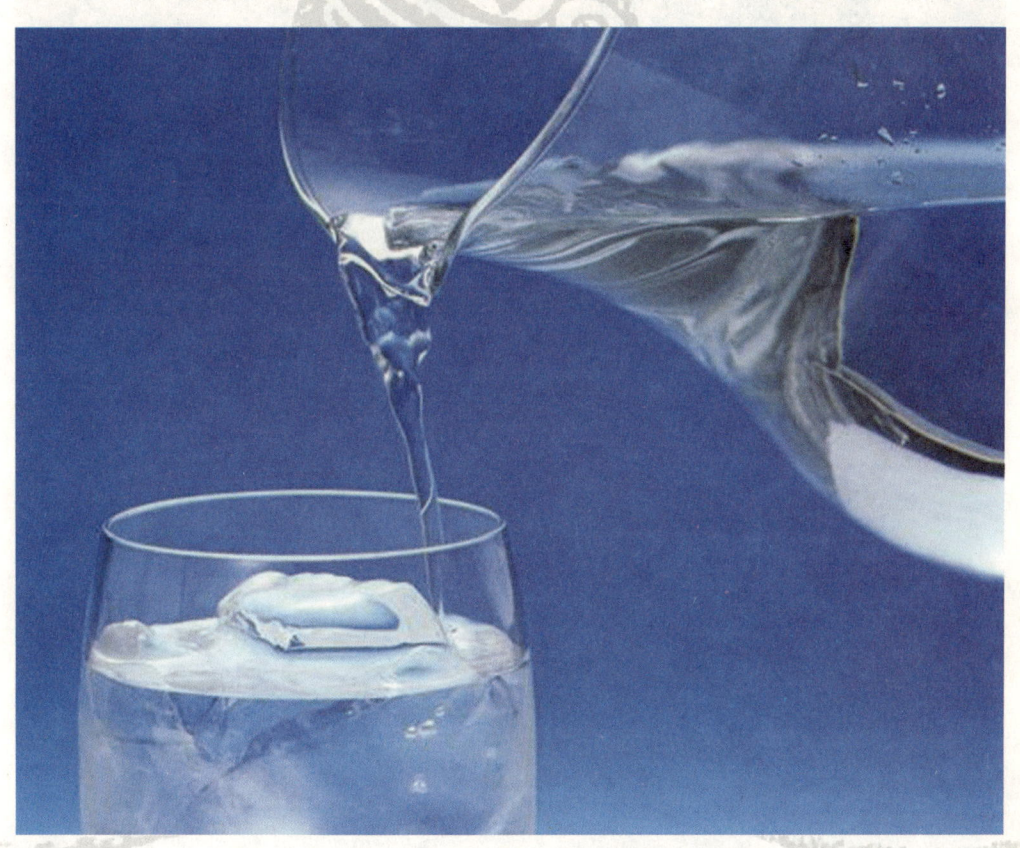

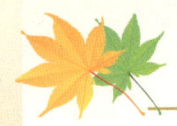

相当多的人会自觉不自觉地选择故事中旅行者的做法，那么，同样的悲剧也会发生。其实转换一下思路，试想如果把半杯水给别人，同时也会救了自己。倘若把上半杯给别人，就给了自己成功的最大机会，还可能成为上帝一样的恩人，朋友将会一生感激你。这就叫做"助人自助"，只有这样的人才能获得机会，也更快乐。

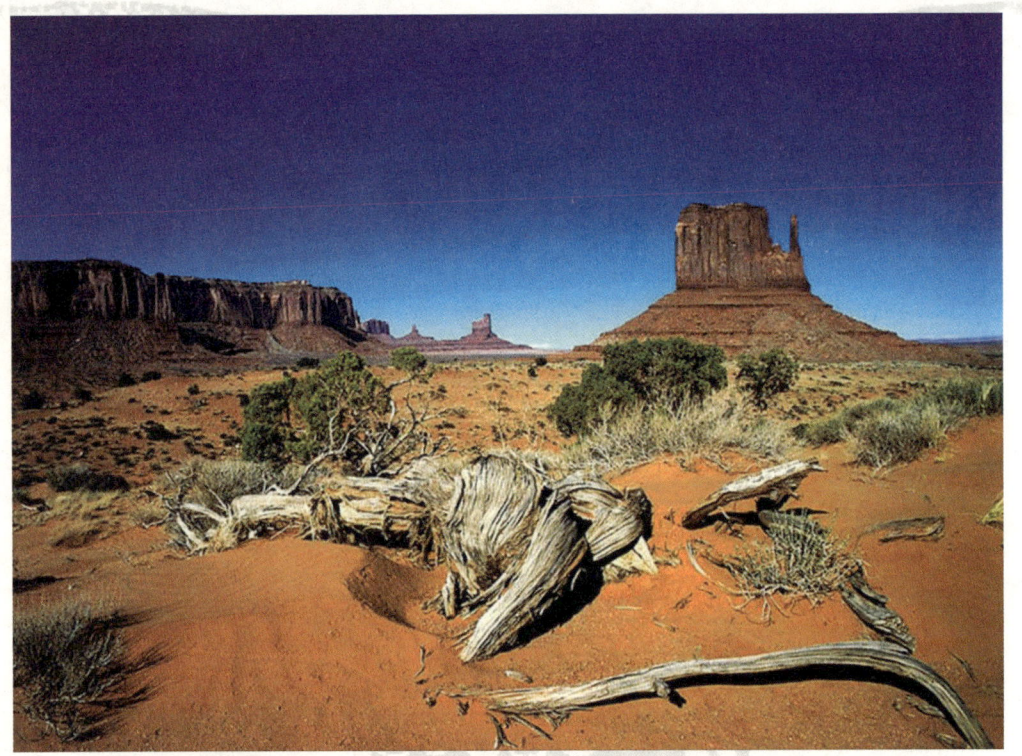

那么，我们为什么要去帮助别人，助人者为什么会更快乐呢？

（1）帮助别人就是帮助了自己。

有一个寓言故事：一头驮着沉重货物的驴，气喘吁吁地请求只驮了一点儿货物的马："请帮我驮一点儿东西吧，对你来说，这不算什么；可对我来说，却可以减轻不少负担啊，不然我会累死的！"马不高兴地回答："你凭什么让我帮你驮东西？我还乐得轻松呢！"不久，驴真的累死了，于是主人将驴背上的所有货物全部加在马背上，马承担了双份的负担，为此懊悔不已，早知道应该分担点驴的负担，自己也就不会这么累了，而且还救了驴的性命。

现在，你明白，为什么要帮助别人了吧。我们共同生活在一条大船上，别人的好坏看似与我们无关，实则休戚相关。好心搬开别人脚下的绊脚石，很多时候恰恰是为自己铺了路。大家好才是真的好，帮助别人就是帮助自己。

（2）助人是自身价值的体现。佛教将人比喻为一只空杯子，里面的水满了，你得施一半给别人，待杯子里又满了，再施一半给人家，只有不断地进出，你这杯子才有价值，你这里的水才会是活水。如果只进不出，你那只杯子就再也装不进去什么了。

可见，施与受是平衡的；另外，助人能够使自己的价值得到体现，同样给自己带来快乐。在精神世界里，你给别人以关爱，你的情感和爱并不因此而减少，相反，这种交流、沟通、给予，还会丰富你的人生经历，扩大你的视野，充实你的精神生活。

（3）助人者更健康长寿。美国密歇根大学的一项最新研究成果显示，乐于助人的老年人比那些只顾自己或只想"占便宜"的老人长寿。研究人员对随机抽取的423对老年夫妇进行了长达5年的调查研究，内容包括是否乐于帮助亲友和邻居做家务、照顾孩子、搬东西、听他人倾诉等。在分析乐于助人与死亡率之间的关系时，也考虑了年龄、健康、心情等其他因素对死亡率的影响。结果表明，乐于助人的老人死亡率比那些不愿意向亲友和邻居提供精神或物质帮助的老人低60%。研究小组负责人说，对老年人而言，为他人的生活做奉献意味着延长自己的生命。

（4）享受利他快乐。心理学上有一种叫做"利他快乐"的现象。俗话说："授人玫瑰，手犹留香"，现代心理学认为助人为快乐之源，帮助别人不仅使自己忘记烦恼，而且可以确定自己的存在价值，更可以获得珍贵的友谊，促进自己的身心健康。也就是说，施恩比受惠更有福，好心会有好报。互惠利他主义有助于整个人类的生存和和谐发展。

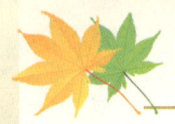

15. 既生瑜，何生亮

——嫉妒是害人的毒药

骄傲、嫉妒、贪婪是三个火星，它们使人的心灵爆炸。

——但丁

嫉妒者的痛苦比任何人的痛苦都大，他自己的不幸和别人的幸福都使他痛苦万分。

——巴尔扎克

嫉妒别人，不会给自己增加任何的好处。嫉妒别人，也不可能减少别人的成就。

——谚语

《三国演义》中描述，吴蜀联合之时，东吴水军大都督周瑜与诸葛亮都是"雄姿英发，羽扇纶巾"的帅才。周瑜对诸葛亮的雄才大略早有知晓，共事之中，亲见孔明才智果真名不虚传。敬佩逐渐滑向嫉妒，而嫉妒之火一经点燃，便迅速超越了一切，掌控了心灵。在同诸葛亮的较量中，周瑜总想置刘备、诸

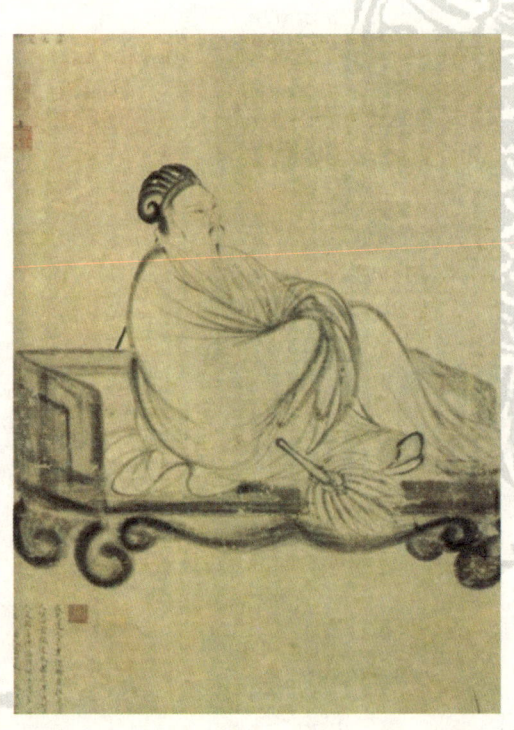

葛亮于死地，可是计谋却常常略逊诸葛亮一筹。诸葛亮针对他气量狭小的性格弱点，巧设"三气周瑜"之计，周瑜终因心胸狭窄，在战场上又屡遭失败，于是怒气填膺，以致箭伤复裂，36岁便命归黄泉，临死前发出"既生瑜，何生亮"的感叹而气绝身亡。是嫉妒最终使这个叱咤风云的人物，年仅36岁而终命"巴丘"。

嫉妒是一种以自我为中心的不健康心理，是一种极为有害的情绪。怀着嫉妒心理的人，心胸狭窄，心地阴暗，当看到别人取得成绩、受到表彰时，明知自己不如别人，却仍认为别

人也没有什么了不起，贬低他人，抬高自己。

嫉妒不仅是对别人的一剂毒药，而且对于自己也是有害的。心理学家发现，嫉妒心强烈的人易患心脏病，而且死亡率也高；而嫉妒心较少的人群心脏病的发病率和死亡率均明显降低，只有前者的1/3～1/2。此外，如头痛、胃病、高血压等，亦易发生于嫉妒心强的人。可见，嫉妒是害人害己的。

 小辞典

爱情中嫉妒的来源

"妒"，东汉许慎《说文解字》上解为"妇妒夫也"。仿佛"妒"就是女性独有的心态。但现代心理学证明，"妒"是一种与他人比较，发现自己在才能、名誉、地位或境遇等方面不如别人而产生的一种由羞愧、愤怒、怨恨等组成的复杂情绪状态。可见，妒忌乃是人面对周围环境产生的一种心理现象，具有一定的普适性，任何人都可能心生妒忌。尤其是在恋爱中的人。

心理学家提出人在恋爱中的"依附风格"理论。他们将成人的爱情关系视为一种依附的过程，他们认为伴侣间建立爱情联系的过程，就如同婴幼儿在幼年时期对父母的依恋过程。根据婴幼儿的倾向，引申得出爱情关系的三种"依附风格"。

第一种是"安全依附"：与伴侣的关系良好、稳定，能彼此信任、互相支持。

第二种是"逃避依附"：害怕且逃避与伴侣的亲密。

第三种是"焦虑或矛盾依附"：时常具有情绪不稳、极端反应的现象，善于嫉妒且希望跟伴侣的关系是互惠的。"焦虑依附"类型的爱情生活很不稳定，情绪起伏很大，容易嫉妒不信任对方，每段爱情都维持不久。这种矛盾依附，正是产生妒忌的原因。由于这种心理依附感，使得当事人对于情感的需求甚为强烈，而一旦情感的需求得不到满足，就会产生嫉妒、猜疑甚至试图控制对方等不稳定的情绪。

那么，如何克服和对待各种嫉妒呢？

（1）努力工作，消除嫉妒。产生嫉妒是因为认为自己不如别人，如果这时

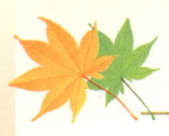

积极进取，使生活充实起来，以取得成功，你会发现自己并不亚于竞争对手。培根说过："每一个埋头沉入自己事业的人，是没有工夫去嫉妒别人的。"

（2）正确比较，取长补短。一般而言，嫉妒心理较多地产生于周围熟悉的年龄相仿、生活背景大致相同的人群中。因此，只有采取正确的比较方法，既不是将人之长比己之短、也不是以己之长比人之短，而是全面地看待自己及他人的优缺点，多向他人学习，增长自己的能力，比的方法对了，烦恼情绪就会少了。记住，"别人的成功，不意味着自己的失败"。我们要从别人的成功中发现自己的长处，发现自己的新价值，激发起竞争意识，立志赶上他人、超过他人，使嫉妒成为动力。

（3）开阔心胸，化解嫉妒。对别人的嫉妒，实际是对自己的一种惩罚。一个心胸宽广的人是不会嫉妒别人的。要使自己心胸开阔，就必须不断加强自身修养，使自己从经常产生的嫉妒心理中解脱出来，向那些性情开朗、心胸开阔的人学习，不要"小心眼"。当碰上对别人心生不满时，只要你不去计较，便会心地坦然，不生嫉妒。

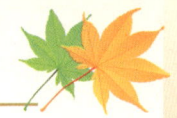

16. 花未开全月未满
——快乐的理由

人只要想心里快乐，大多都可以如愿以偿。

——林肯

人生最佳的境界是花未开全月未满。

——曾国藩

传说在终南山麓水清景美的顶峰，生长着一种叫做快乐草的植物。凡是能够采到这种草的人，一定会笑逐颜开地找到快乐的理由。

曾经有一个人，为了得到快乐，不惜爬千山、涉万水，去找这种神奇的草。他历尽千辛万苦，终于到了终南山麓。在险峻的山崖上，他找到了快乐草。可是，他虽然得到了这种草，却并没有得到预想中的快乐，反而感到一种空虚和失落。这天晚上，他在山上寺庙里一位老和尚的屋中借宿，面对皎洁的月光，他发出了一声长长的叹息。老和尚闻声而至："年轻人，什么让你这样叹息呀？"于是，他说出了心中的疑问："为什么我已经得到了快乐草，却没有得到快乐呢？"老和尚一听，笑了，说："其实，快乐草并非终南山才有，而是人人心中都有。只要你有快乐的根，无论走到天涯海角，都能够得到快乐。"老和尚的话让这个年轻人觉得耳目一新，他急切地问："什么是快乐的根呢？"老和尚说："你的心，就是快乐的根。"

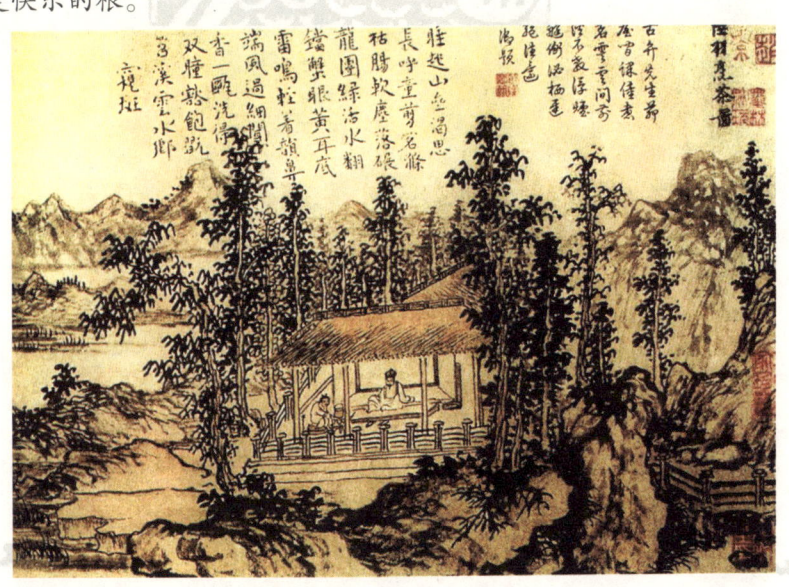

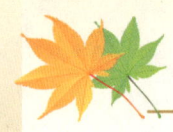

著名哲学家叔本华曾说过，我们人类过得没有动物快乐，更没有植物快乐，因为我们有记忆、会思考，过多的欲望让我们痛而且累。

其实，金钱、美貌、权力、名誉……这些都是身外之物，有，当然好；没有，也不可惜。我们要做的就是要珍惜当下所拥有的。这是怎样的一份满足，这是怎样的一份开心，这又是怎样的一种令人陶醉的幸福。过着同样的生活，有的人看到的是满地阳光，有的人看到的却是千疮百孔，区别只在心态。就像那年"非典"时期，有人在痛苦地熬日子，有人却编了一首歌调侃那孤独难过的日子："我怕来不及，我要传染你，直到听到你的喉咙有了干咳的痕迹，直到高烧不能退去，直到不能呼吸，让我们，一起隔离……"

再说一说我的邻居张爷爷的故事。张爷爷已经七十多岁了，退休在家，他每天都是乐呵呵的，身体也很好，难得看到他生病。有一次我问他："你哪有这么多的高兴事，整日快乐似神仙？"他笑着对我说："我的生活信条是：遇事给自己找个快乐的理由。无论什么事，只要找到合适的理由，都会让你高兴。譬如，钱少的时候，可以为没有小偷惦记而高兴；钱多的时候，可以为能尽情享受生活而愉快。我现在每天骑着自行车到处逛逛，与出门就坐小汽车的人相比，我却为自己锻炼了身体而高兴着呢！"

人人都在问，快乐在哪里？

快乐是冬日的午后，坐在阳台上的书桌前，享受暖暖的日光，读着一本小说；快乐是温暖的空气、柔和的灯光、馥郁的花香、陈年的普洱；快乐是窗外飘舞的雪花，那份浓浓的相思、淡淡的牵挂，还有幽幽的情意、绵绵的爱恋；快乐是慵懒地坐在沙发上，一边品茶，一边听女儿叮叮咚咚地弹琴；快乐是生日时有老朋友远隔千山万水的深情祝福；快乐是亲人的牵挂、爱人的双肩；快乐是厨房里飘出的饭菜香味；快乐是做一个新的发式、穿一件颜色大胆的衣服；快乐是尽管没有深宅大院，家里却总是窗明几净；快乐是有目的地活着，是健康积极的心态；快乐是尽可能给别人力所能及的帮助，同时从别人那里得到安慰和支持；快乐是能给自己找一个快乐的理由，快乐就在我们的身边。

如果，不快乐

那就哭泣吧

如果，不幸福

那就放手吧

如果，舍不得

放不下

那就痛苦吧

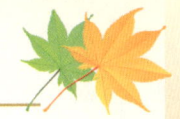

17. 与蜗牛同行
——给心情放个假

　　有个商人非常勤奋地工作，也赚了很多钱，但是很不快乐。每天忙忙碌碌，起早贪黑，为了不错过生意上的任何机会，一年到头也不敢休假，上床睡觉都要把手机调到开机状态，随时接听生意上的消息。

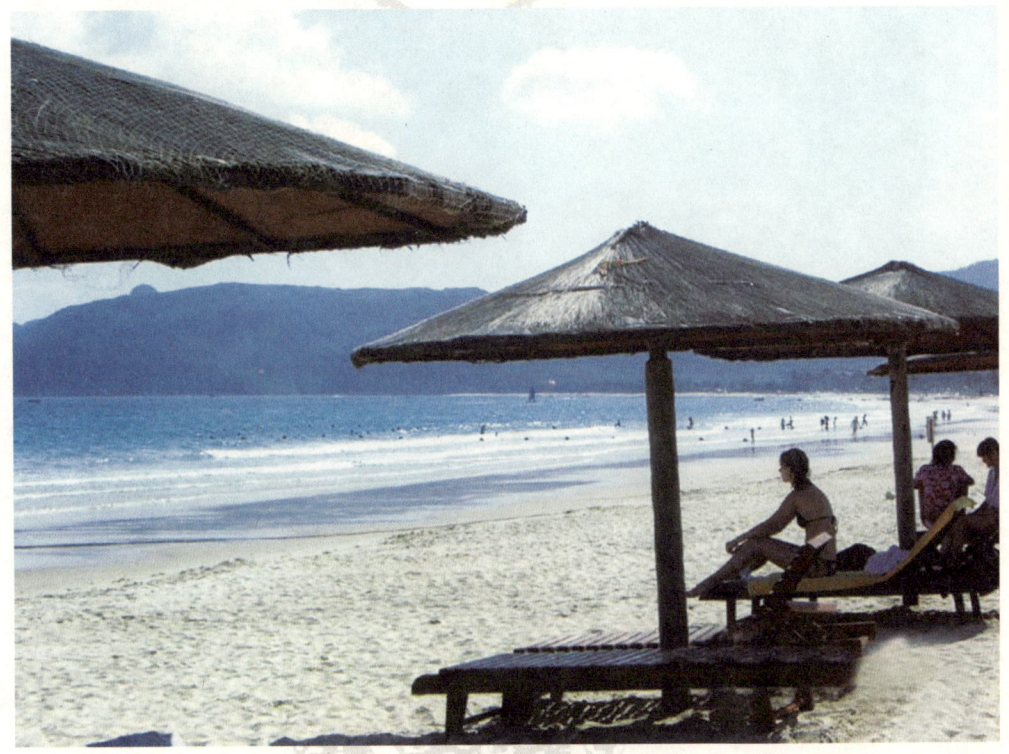

　　在极度疲惫之中，他做了一个亦真亦幻的梦。梦见上帝给他布置了一个奇怪的任务，叫他牵着一只蜗牛去散步，并亲切地告诉他，这样坚持一段时间，就会获得好心情。梦醒了，商人果然在床下看到一只蜗牛，正朝他爬来，商人宁愿相信这个梦是真的。于是，他按照上帝的旨意，当天晚上就牵着蜗牛散步，他不能走得太快，因为蜗牛已经尽力地在爬，但每次总是挪那么一点点。他催它，唬它，责备它，蜗牛只是用抱歉的眼光看着他，仿佛说："人家已经尽了全力！"商人拉它，扯它，甚至想踢它，蜗牛受了伤，它流着汗，喘着气，一点点地往前爬。真奇怪！商人开始问自己，为什么上帝叫我牵一只蜗牛去散步呢？"上帝啊！为什么？"天上一片安静。"好吧！松手吧！反正上帝不管了，我还管什么？"商

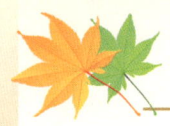

人对自己说。于是他任蜗牛往前爬,自己在后面等着。咦?他突然觉得一阵香气从空气中飘过来,噢,原来这边有个花园啊!他又感到微风吹来,原来夜里的风这么温柔啊!还有,他听到了鸟声,听到了虫鸣,看到满天的星斗好美丽。咦?以前怎么没有这些美好的感受呢?他忽然想起来,原来自己以前每天都赶着走路、工作而忘记了花园、小鸟的存在;现在,他知道上帝叫自己牵蜗牛散步的本意了。这样坚持了一段时间,果然商人原来的症状消失了,生活更加快乐。

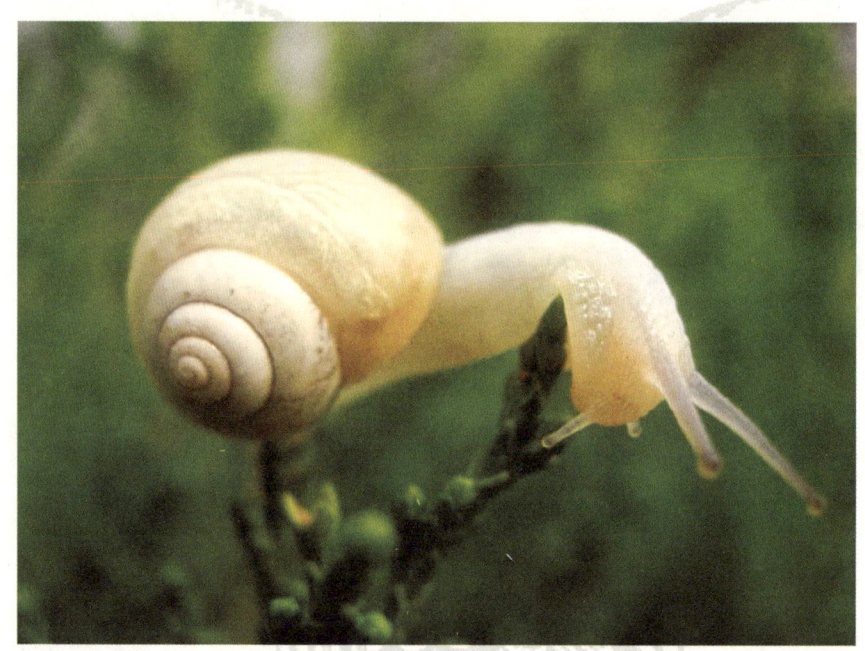

原来,上帝让商人与蜗牛同行是为了让商人放松心情啊!如果没有与蜗牛散步这个契机,商人真的不会有这个机会放松自己啊!

那么,我们作为普通人,怎样找到自己生命中的蜗牛,如何主动地放松心情呢?

 ——小对策

(1)做做放松训练。如果你的工作很忙,没有大段的时间,那么就利用零碎的时间来调整自己吧!工作一段时间后,给自己3分钟的时间,将两眼轻轻闭上,使注意力完全集中在自己的呼吸上,并经常练习吐气比吸气长的腹式呼吸。

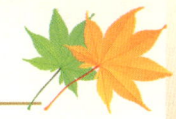

经常坐着办公的人一定要记得常起来伸伸懒腰走动走动,这样,僵硬的关节得到放松,对于压力的释放很有效果。

(2)开怀笑一笑。研究发现,开怀大笑时释放的减压激素与人们心情愉快时释放的减压激素相似,结果都能起到良好作用,使心情放松。可以看看喜剧或是看看笑话也是个松弛神经的好方法。

(3)多读书以开阔心胸。当你处于难以自拔的压力中时,可以转移注意力多读书,看看书中别人的际遇和处理事物的方法,你可能会眼前一亮,豁然开朗;读书可以使一个人在潜移默化中逐渐变得心胸开阔、气量豁达、不惧压力。

(4)多去户外走走。像牵着蜗牛散步的那个商人一样,心情不好、压力大时千万不要自己闷在角落里,以免越想越往牛角尖钻。你可以多到户外走走,远离眼前的噪音与刺激,心情自然会好起来。

当你心情压抑的时候,可以做一做珍贵的"森林浴"。如果找不到真正的森林,找个鸟语花香的公园也可以效仿。你可以步行运动。沿着林间小路悠闲散步,多做深呼吸,这样你会感到精神愉快,身体轻松。在行走的同时,还可以练练太极拳或做做体操。在大森林的清新环境中练太极拳,更有利于提高人的心脏功能和消化系统功能,健全人的大脑功能,磨练人的意志。

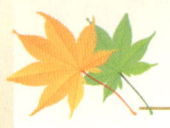

18. 苏格拉底的船
——寻找幸福

洗一个澡，看一朵花，吃一顿饭，假使你觉得快活，并非全因澡洗得干净，花开得好，或者食物符合你的口味，主要是因为你心上没有挂碍，轻松的灵魂可以专著肉体的感觉，以此来欣赏，来审定。

快乐在人生里，好比引诱小孩子吃药的方糖，更像跑狗场里引诱狗赛跑的电兔子。几分钟或者几天的快乐赚我们活了一世，忍受着许多痛苦。我们希望它来，希望它留，希望它再来。

——钱钟书

孔子曾经夸奖他的学生颜回说："贤哉，回也！一箪食，一瓢饮，在陋巷，人不堪其忧，回也不改其乐。"

——《论语·雍也》

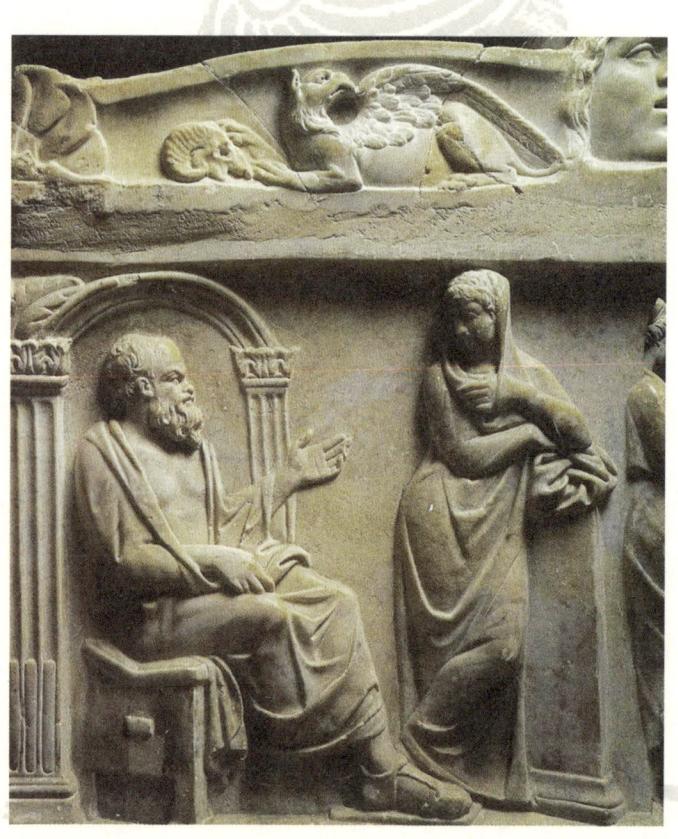

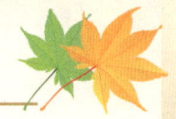

一群年轻人出身富裕，每天丰衣足食，吃喝玩乐，但是他们并不感到幸福。幸福在哪里呢？于是他们决定去寻找，他们带上干粮、骑上马匹，出发了。但是，他们走了很久，到处也寻找不到幸福，实在没办法了，正准备无功而返，有一天，碰上了著名的哲人苏格拉底，于是大家焦急地向他请教。苏格拉底听后笑了笑，说："你们还是先帮我造一条船吧！"大家很信任哲人，于是年轻人暂时把寻找幸福的事儿放在一边，找来造船的工具，伐木造船。大家干得非常辛苦，累了睡得也很踏实，也没有精力想其他的事情了。这群年轻人用了七七四十九天，终于造成了一条独木船。他们把哲人请上船，一边合力荡桨，一边齐声唱起歌来。苏格拉底问："你们找到幸福了吗？"年轻人齐声回答："找到了，现在就很幸福！"苏格拉底用事实启示我们：快乐无需寻找，快乐其实源于我们的内心，快乐就在我们身边。正所谓"境由心生"。

幸福是一种感觉，当我们感觉幸福时，幸福便会翩然来到。我们不是缺少幸福，而是缺少对幸福的发现和感受。

曾几何时，我们在不知不觉中迷失了感受幸福的能力——我们为文凭而读书，为做官而媚笑，为身份而沉默，为拉关系而串门，为谈恋爱而看戏，为流行而穿着，庸俗的价值观使我们的心灵蒙受了太多的污垢，我们担心失去的东西太多：薪水、职称、地位、荣誉，我们企图抓住这一切。由于名利的欲望太多，难以洒脱；社会竞争的心理压力太大，难以解脱。于是现代社会中常见苦脸，少见笑逐颜开。

幸福与财富无关，与名位无关，锦衣玉食者不一定会比素衣淡饭者快乐，高官厚禄者不一定会比引车卖浆者快乐。

身残志坚、笔耕不辍的作家史铁生曾写道：生病的经验是一步步懂得满足。发烧了，才知道不发烧的日子多么清爽；咳嗽了，才体会不咳嗽的嗓子多么安详；刚坐上轮椅时，我老想，不能直立行走岂不把人的特点搞丢了？便觉天昏地暗，等又生出褥疮，才明白端坐的日子其实多么晴朗。后来又患尿毒症，经常昏昏然不能思想，就更加怀恋起往日时光。终于醒悟：其实每时每刻我们都是幸运的，任何灾难前面都可能加上一个"更"字。

那么，如何才能更加容易地找到幸福感呢？

（1）善于知足。心理学上有个概念叫"乘客心理"：等车时嫌车来得慢，上了车嫌没有座位，有了座位嫌不靠窗户，靠了窗户嫌是硬座，有了软座嫌没有卧铺……由此看来，人心是不容易满足的，若把握不好，人就会在痛苦中挣扎，永

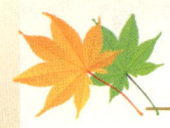

远是个"奴隶角色":为了房子,会成为"房奴";为了车子,会成为"车奴";为了金钱,会成为"财奴";为了情人,会成为"情奴"……若把握得好,人就会幸福快乐,而且会感到幸福快乐无处不在,如同古人的见解:比上不足,比下有余,知足常乐。

刘恒小说《贫嘴张大民的幸福生活》中的张大民,生活在社会最底层,一家三口没有房子住,只得住在中间长有一棵树的简易棚里;下岗了没有工作,只得四处推销热水瓶。生活的艰难并未使他悲观消沉,他仍不改爱耍贫嘴的习惯,没事常常偷着乐,并认为自己很幸福。

(2)享受当前。幸福总围绕在别人身边,烦恼总纠缠在自己心里——这是大多数人对幸福和烦恼的理解。成绩差的学生以为考了高分就可以没有烦恼,贫穷的人以为有了钱就可以得到幸福。可结果却是,有烦恼的依旧难消烦恼,不幸福的仍然难得幸福。

人生也不妨时时存有幸运感。

泰戈尔说:"我求索得不到的,得到了不求索的。"这"不求索的"即幸福。杜牧云:"睫在眉前常不见。"这"睫"即幸福。"众里寻她千百度,蓦然回首,那人却在灯火阑珊处"。这"蓦然回首"的所见也即为幸福。由此可以体味出,幸福是多么地容易被人们所忽略啊!把握现在,体悟当前,不错过人生中每一事、每一物,则"天天是吉日,夜夜是春宵"。

(3)不去抓猫尾巴。某位大师曾说过,幸福就像猫尾巴,你试过让猫去抓自己的尾巴吗?看着它着急的样子真好笑,越着急越抓不到!我们有时候也像那只急切的小猫一样,急着去寻找幸福;但是,越是寻找就越找不到,于是我们焦虑,我们气愤,我们失望!但当你做着有意义的事情时,一不留神,却发现幸福就像影子一样,早就在我们的身边了。这也许就是大哲学家苏格拉底对我们的启示吧!

绿色与灰色之间

隔着

春天

谁能告诉我

我和幸福之间

隔着

什么

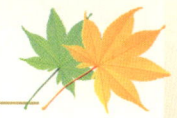

19. 你的心是否仍被监禁
——善于忘记

二战时期，莱特与狱友曾经一起历尽磨难和艰险，从纳粹集中营死里逃生。后来为了保密而许多年不联系，他们约定在10年后的某一天，在某个路口重逢。10年后的这一天终于来到了，莱特心情激动，看了看镜子中的自己，十几年的磨难好像并没有在自己的脸上留下什么，他特意穿了一身最喜欢的西装，出门了。在预定的街口，他等了一会，终于见到了久违的好朋友。他激动地迎上去和他握手，一脸迷惑地望着他，莱特怎么也想不到眼前这位白发苍苍、面容憔悴的老人就是当年在集中营里关心和帮助过自己的那个勇敢青年，两个人紧紧地拥抱在一起。之后，好朋友急切地问莱特："你看上去红光满面、精神焕发，似乎比当年还年轻，看来你过得很好啊！你已经忘记了那段痛苦的经历，忘记了那帮残暴的家伙了吗？""是的，过去的就让它过去吧，为什么还要牢记在心里折磨自己呢？"莱特回答。"我可做不到，我永远也忘不了那段痛苦的经历，我恨透了那帮家伙，他们害得我们家破人亡，至今我一想起那帮没有人性的家伙就咬牙切齿，恨不得将他们千刀万剐……"朋友皱着眉头，一脸的愤怒。听了他的话，莱特静静地说："若是这样，那你还没有逃出集中营，他们仍在监禁着你。"朋友愕然。

其实，人生就是由各种不同的变故、循环不已的痛苦和快乐组成，只有懂得并学会了忘记，我们才不会迷茫，才能从容地去面对。相反，如果牢牢地记住这些痛苦，人为地放大痛苦，就会使自己陷入痛苦的深渊。如果一个人心中结满了仇恨或烦恼，就如同被囚禁在牢狱之中，很难快乐生活。

那么现在，请您仔细想想，有什么人或事紧紧地捆绑着您，使您食不甘味，夜不能眠，忿恨难平，痛不欲生？无论怎样，受伤害最大的还是您自己。快快忘掉这些心结，给自己松绑吧！不要再和自己过不去，给自己一个获得自由、快乐的机会。

只有学会忘记，才能解救自己。传说中，当人的生命走到尽头的时候，会去经历五谷轮回；当再世为人经过奈何桥的时候，会喝下一种叫"孟婆汤"的东西，会忘记前世的记忆，今生也就重新变得快乐起来。可是，我们需要问的是，难道非要到那个时候才能真的忘却吗？算下来，人生只有短短的几十年时间，何

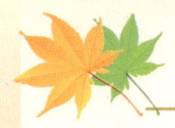

苦撑的那么累,何不早一点看开,学会忘却呢?很多人总是在生活中执著地追求着,而这个世界,根本就不可能达到你所求的都得到满足,人生就是如此,没有无遗憾的人生。其实幸福是什么,快乐是什么?人一直都在苦苦寻觅着,寻找着,幸福其实就在那辛勤的工作中,在你追寻幸福的路上。如果你忘记恩仇,忘记爱憎,忘却自己的缺点,也就得到了有缺憾的幸福。学会忘却,也就学会了宽恕自己,解救自己。

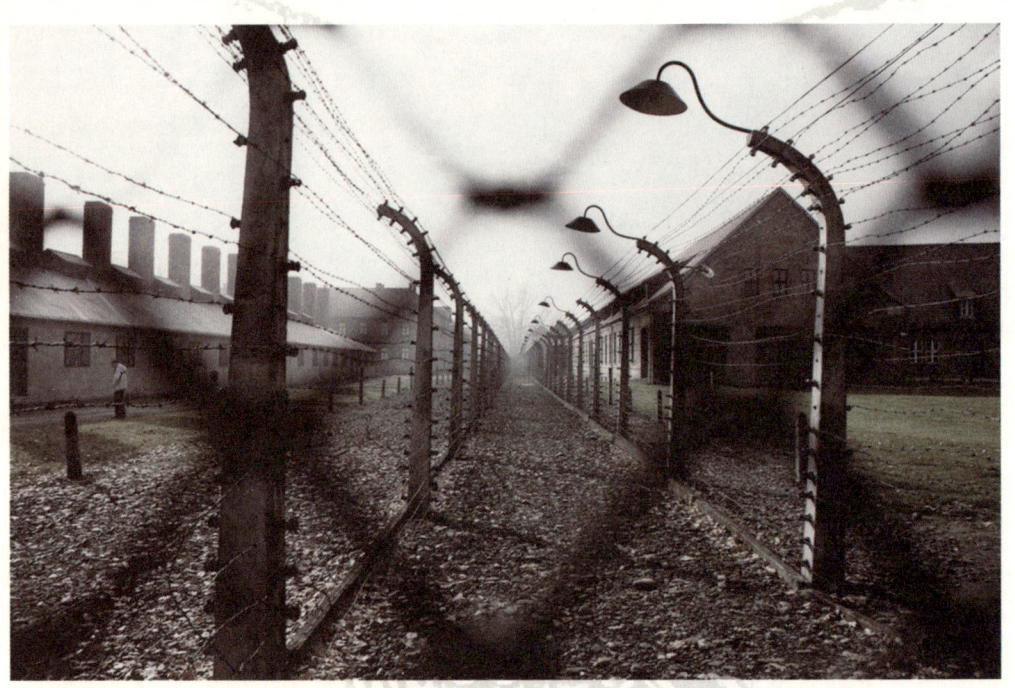

学会忘记是一种智慧。应该说,生活是公平的,它给每个人一个盘子,然后又一一地往每个人的盘子里放置快乐和悲伤,快乐是放在盘子里的珍珠,悲伤是放在盘子里的石头。也许,在不同的人生阶段,每个人得到的珍珠和石头的数量是有差别的,但从人的一生来看,大家最终得到的珍珠和石头的数量却是一样的。

学会忘记是一种"去粗取精"的选择。大浪淘沙之后,相信留下的一定是你最珍贵的。学会忘记并不是一切归零,有些人、有些事你是一生无法忘怀的。对温馨的往事、真挚的关怀,你最好时时忆起;对亲切的朋友、真诚的鼓励,你也要常常温习。这样你就不会在痛苦、失意和挫折面前垂头丧气,不会对生活失去信心和诚意,不会失去重新振奋起来的力量和勇气。

学会忘记才能向前看,学会忘记才能走出失败的阴影,走出自卑的泥沼,重新认识自己,告别单纯、幼稚的昨天,走向成熟、自信的明天。学会忘记,丢掉

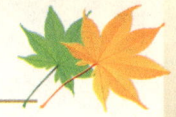

的是伤痛，留下的是一份份美丽的心情。

那么怎样做到忘记呢？

（1）忘记名利。"名利系身外之物，生不带来，死不带去"，只有忘记名利，知足常乐，做个乐天派，才能活得更潇洒、更健康。

（2）忘记仇恨，宽容对事对人。因为一个人种下仇恨的种子，就想报复，甚至千方百计琢磨报复的方法。这是对自己的折磨。

（3）忘记气愤，气出病来悔不及。要努力做到想得开，忘得快。人一碰到或想到生气的事，就怒发冲冠，控制不住自己的情绪，此时容易气血堵塞、血压升高、心跳加快，甚至因气愤而猝死。其实因气而病死又有何益呢？受伤的都是自己，使你气愤的人也许根本就不知道。

（4）忘记忧愁，勿让病患缠上身。现代医学研究证明，忧愁是抑郁症的主要根源。人整天陷于忧愁之中，就会使身体的免疫力大大降低，不但会使身体内分泌功能紊乱、活动失调，而且还会为外界病菌侵袭提供有利条件。长时间忧愁，必会使疾病丛生。

（5）忘记悔恨，过去的让它过去。使人后悔的事情，都已随着岁月的流逝而成为历史。要学会大度，拿得起，放得下，总去想追悔莫及的事，不但没有什么益处，而且只能使人伤心、伤感、伤神，日久必会损害健康。

最后让我们以一首打油诗共勉吧！

忘记了过去，忘记名和利。
忘记得与失，忘记功和绩。
忘记仇与恨，忘记毁和誉。
你若不肯忘，自己生闷气。
整天算老账，劳神又费力。
看啥不顺眼，跟谁过不去。
不善于忘记，身心都不利。

20. 被唤醒的雕像
——什么是心理暗示

雕像的故事

皮格马利翁是古希腊神话里的塞浦路斯国王，他性情孤僻，喜欢独居，并且擅长雕刻。有一天，他用象牙雕刻了一个他理想中的美女，他天天凝望着美女雕像，把全部的痴心和热情放在了这座雕像上，并且真诚地期望自己的爱能被接受。这种真挚的爱情和真切的期望感动了爱神阿芙罗狄忒，爱神就给了雕像生命。雕像变成了一个真正的美人，于是两人结为夫妇，从此过上了幸福美满的生活。人们常常借助这个故事来说明心理暗示的作用。

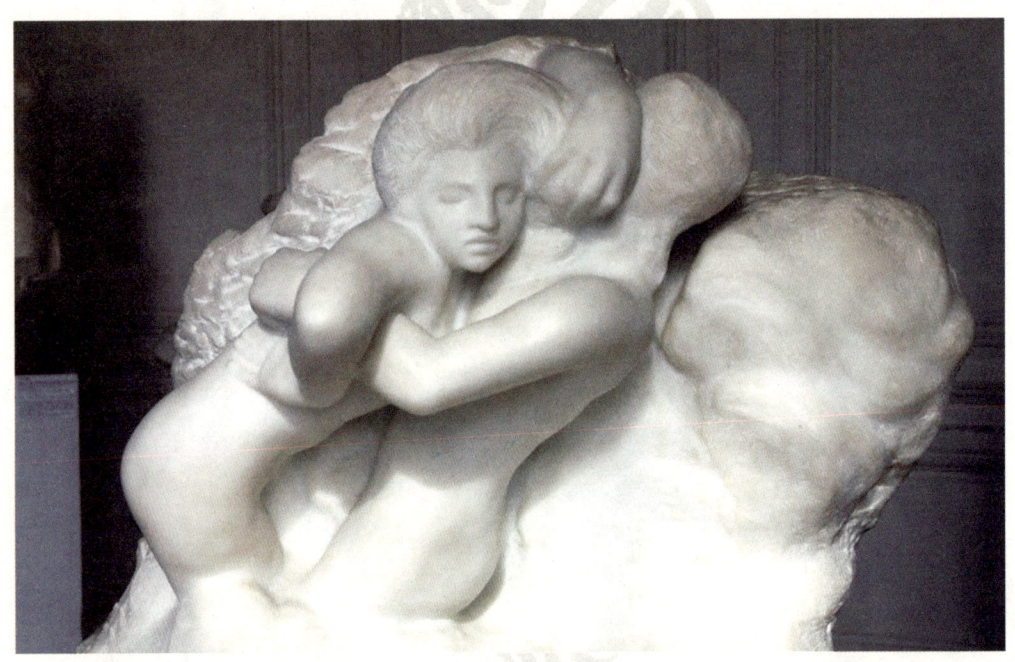

后来，心理学家用科学的研究方法对心理暗示进行了研究，得出了著名的"皮格马利翁效应"心理现象的结论。

其中，最为著名的实验是由美国著名的心理学家罗森塔尔设计和实践的。

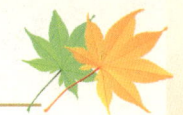

权威者的谎言——心理暗示的作用

1968年,罗森塔尔和他的助手来到一所乡村小学,从学校一至六年级中各选了3个班的学生,并为他们进行了语言能力和推理能力的测验。测试完毕,罗森塔尔在没看测验结果的情况下,随机选出了20%的学生,然后以赞美的口吻告诉相关老师,说这些孩子很有潜力,将来可能比其他学生更有出息。

8个月后,罗森塔尔再次来到这所学校。奇迹出现了,他随机指定的那些学生,成绩普遍有了显著提高。由于罗森塔尔提供的名单是随机抽取的,所以那20%的学生,并非都是成绩优良或者智商较高的孩子。罗森塔尔通过"权威者的谎言"暗示了学校的老师,老师再用他们教学中的行为和情绪暗示这20%的孩子,让他们不知不觉地增加了"我是最棒的"信念,从而更加努力地学习,提高了学习成绩。

自我暗示作为一种治疗方法,是由法国医师库埃于1920年首创的,库埃有一句名言:"我每天在各方面都变得越来越好。"他让病人不断重复这句话,许多病人得到康复。其实,暗示疗法所以有效,并不神秘,实际上就是病人要有一个好的心情,要有乐观的情绪和战胜疾病的信心,这样就能调动人的内在因素,发挥主观能动性。古人说:"情极百病增,情舒百病除。"说的就是这个道理。美国新奥尔良的奥施特纳诊所做过统计,发现在连续求诊而入院的病人中,因情绪不好而致病者占76%。这就告诉我们:利用积极的自我暗示,往好的方面想,情绪乐观,性格开朗,自然能战胜疾病,保证身体健康。

那么,我们如何利用积极的自我暗示来调节情绪呢?

(1)经常用肯定的语句对自己说话——镜子疗法。试想一个情景:在商场里,当你对着镜子试穿新衣服时,如果售货员对你说,"太合适了,这是最新的款式,穿上它让你显得高贵大方。"这时你就会信心大增,觉得自己穿新衣服的样子很漂亮。如果她对你说,"还可以吧。"你可能就会犹豫起来。

注意别给自己贴劣等"商标",如果你经常对自己说"我真的不行"、"我缺乏与别人沟通的能力"、"大家都不喜欢我"……那么你会使自己失去信心和勇气。要知道真正击倒你的不是别人,而是你自己。多给自己一点时间和信心,告诉自己你并不比别人做得差,鼓励自己去拼搏、去奋斗,那么你不仅会振作起来,还会做出意想不到的成绩,最终你会变得更加快乐。

更有镜子疗法，每天对着镜子说自己是最棒的，默念自己一定会成功的，这样也会增加自己成功快乐的几率。心理暗示的作用是强大的，有时它会使人绝处逢生，有时又会使人功败垂成。因为人是十分情绪化的动物，人的一生主要受情绪的影响，善于控制自己的情绪，不要让消极的暗示力量占主导地位，这关系到一个人的命运。

由此可见，肯定的说法与否定或怀疑的说法，给人的感觉是截然不同的。所以经常对自己予以肯定，会有助于让你树立自信，摆脱自卑的心理。

（2）真诚地讲出自己的感受。及时讲出你内心的感受，在心理学中有一种"内省法"，就是让你冷静地观察自己的内心深处，然后将观察的结果如实地讲出来，这样你紧张的心情就会得到一定程度的释放，你就会感到轻松一些。如果你刚到一个新单位上班，新同事已经看出了你的拘谨，你如能坦白地告诉他们："在和你们交谈前我感到有些局促不安，但现在是你们的友好令我放松了许多。"这种方法会使你的情绪得到改善。

（3）尽量少用消极词汇。提醒自己不要总是用负面词汇。在生活中我们总会不经意地对自己说些话，比如"上次英语考试我就没过关！""昨天领导又批评我了！"这样的提醒，容易使我们紧张，而紧张又会使我们手足无措，无法发挥出正常的水平，甚而会导致再次失败。所以，不要总是用失败的教训来警醒自己，而要用些鼓励的话提醒自己，给自己一些积极的引导，比如"多复习英语就能考好！""我最近工作更加努力了！"等。每个人都会有不顺的时候，如果你能在最不开心或失败时对自己说"这是最糟糕的了，不会再有比这更倒霉的事情发生了"。那么你就会从那种失败的情绪中走出来。因为既然"最糟糕的事"已经发生了，以后就该峰回路转、柳暗花明了，这可以帮助你在心里建立起安全的感觉，重新树立信心和希望。

（4）随时为自己创造良好氛围。你可能有这样的经历，当你看相声演出时，会很容易被欢乐热烈的气氛所感染。在喝彩欢呼的时刻，你肯定已经忘记了下班时挨了老板的骂，忘记了与别人的争吵，忘记了一天中的尴尬、烦恼与不愉快——这些快乐会使你的心情放松下来。如果你能让快乐随时感染你的生活，比如，你在工作疲惫时听些轻松欢快的音乐，你经常在办公室的抽屉里放两本漫画书，常和性格开朗热情的同事共进午餐等。总之，如果你很注意给自己制造一个快乐的环境，那么你的心灵就会时时刻刻感受到快乐。

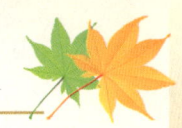

 小辞典

什么是暗示和自我暗示

　　暗示是日常生活中常见的一种心理现象，是指在某种特定的情景和氛围中，人或环境向个体发出信息，个体无意中接受这种信息并做出相应反应的一种心理现象。暗示者可以是个人、群体（暗示），也可以和受暗示者同为一人（自我暗示）。暗示不仅可用言语进行，也可通过手势、表情、动作以及环境进行。

　　积极的自我暗示有助于激发潜能、树立自信、缓解紧张。如果你反复地对自己说："我一定会胜利！我一定会胜利！"不知不觉中你的心就会自动地指示你下一步应该进行的步骤。例如：面对人生的失败和挫折，我们可以暗示自己"天生我才必有用"，"条条大路通罗马"，"失败乃成功之母"，"塞翁失马，焉知非福"。在悲伤时，你可暗示自己"微笑面对生活"，"暂时的痛苦不会一直存在，一切都会消失"，这些对自己说的话，将有助于调节你的不良情绪。

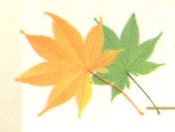

21. 望梅止渴
——巧用心理暗示助你成功

有很多事情，并不是因为不可能做到我们才变得失去信心，而是因为我们失去了信心才变得不可能做到。最可怕的敌人，不是眼前的困难，而是缺乏信心。

曹操的智慧

三国时期，曹操率领部队去讨伐张绣。时值七、八月间，骄阳似火，万里无云，士兵们口渴难忍，行军速度明显变慢，有几个体弱的士兵竟然体力不支，晕倒在道旁。曹操见状，非常着急，心想如果再这样下去，部队根本不能如期到达目的地，战斗力也会大大削弱。于是他叫来向导，询问附近可有水源？向导说最近的水源在山谷的另一边，还有不短的路程。曹操沉思一阵之后，一夹马肚子，快速赶到队伍前面，然后很高兴地转过马头对士兵说："诸位将士，前边有一大片梅林，那里的梅子红红的，肯定很好吃，我们加快脚步，过了这个山丘就到梅林了！"士兵们一听，不禁口舌生津，精神大振，步伐加快了许多。曹操就是有意无意间利用了心理暗示这种方法，挽救了整个部队。

可能很多人都听说过这个心理暗示的经典故事，曹操用自己的智慧救了士兵们。其实，现实生活中的每个人，都会进行心理暗示。积极的心态往往会给出积极暗示，使人得到战胜困难、不断进取的力量；反之，消极恶劣的心态往往会给出消极暗示，使人变得消沉、退缩、萎靡等。

例如，周末本来约好朋友出去玩，可早晨起来一看下雨了。这时候，你也许想：糟糕！下雨了，哪儿也去不成了，闷在家里真无聊……这就是消极暗示，在这种想法支配下你可能真的度过无聊的一天。如果你想：下雨了，也好，终于可以好好读读书、听听音乐了……这就是积极暗示。

495 磅与 500 磅

国外有一位优秀举重运动员名叫拉尔，快到奥运会的最后遴选比赛了，他的训练成绩不断提高：从 400 磅，450 磅，475 磅，490 磅，495 磅，甚至一直到 498 磅。但是，众所周知，任何一位运动员在某一阶段都会遇到瓶颈，这位举重运动员也不例外。当他举到 498 磅之后就再也很难进步了，一直没能举起 500

磅。尽管他付出很大的努力，但屡战屡败，后来就越来越没有信心了。

他的教练看在眼里，愁在心中；他想了一个办法，对举重运动员说："你过来，再试一次，这次举的重量是495磅。举得好，你就可以洗个澡提前回家休息了。"

举495磅？没有问题。拉尔憋足了劲，一鼓作气举了起来。他放下杠铃，自言自语地说："这495磅怎么这么沉啊？"

教练兴奋地宣布："祝贺你，你已经举起了500磅！"

"500磅！"拉尔简直不敢相信自己的耳朵。

"没错！正是500磅！为了消除你的心理障碍，我故意说成495磅。"

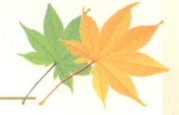

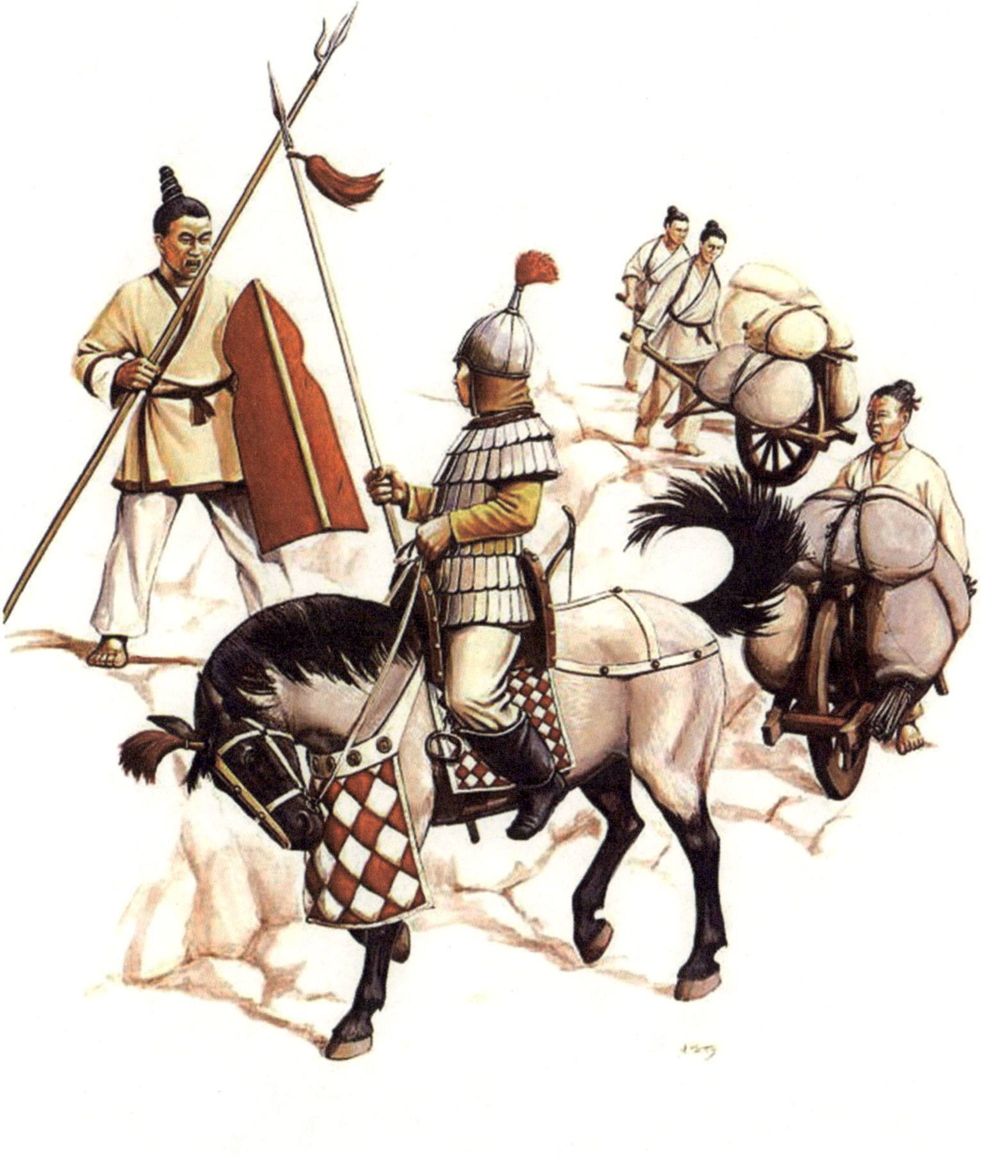

第二篇　情绪与健康

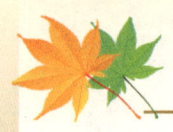

教练告诉他:"我认为你有实力举起500磅,但是心理障碍影响了你训练成绩的提高。你要想有所突破,必须树立自信!"

这个故事让人感动,是因为生活中类似的事情并不鲜见,我们可能也曾经有过还没有启程就被想象中的很多艰难险阻所吓倒而裹足不前的经历。那么就试试积极的自我暗示吧!

积极的自我暗示有助于激发潜能、树立自信、缓解紧张。如果你反复地对自己说:"我一定会胜利!我一定会胜利!"不知不觉中你的心就会自动地指示你下一步应该进行的步骤。

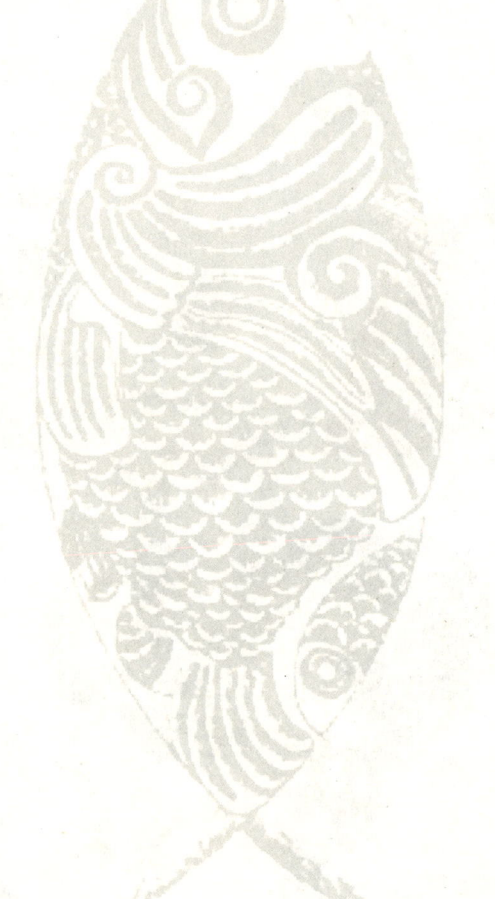

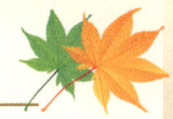

22. 拿破仑的孙子
——与人交往中增加自信

自信是成功的第一秘诀。

——美国作家爱默生

多年前的一个傍晚,一位叫亨利的青年移民,站在河边发呆。这天是他30岁生日。可他并没有为此而高兴,而是徘徊在河边,不知道自己是否还有活下去的必要。

亨利连自己的父母是谁都不知道,他在福利院里长大,身材矮小,长相丑陋,讲话又带着浓厚的法国乡下口音,所以他一直很瞧不起自己,认为自己是一个没人要的、既丑又笨的乡巴佬,连最普通的工作都不敢去应聘,没有工作,也没有女孩子喜欢他。

但是,戏剧性的一刻来临了,就在亨利挣扎于自己的生死之念时,与他一起在福利院长大的好朋友兴冲冲地跑过来对他说:"亨利,告诉你一个好消息!"

"好消息从来就不属于我",亨利一脸悲哀。

"不,我刚刚从收音机里听到一则消息,拿破仑曾经丢失了一个孙子。播音员描述的相貌特征,与你丝毫不差!"接着,朋友告诉他那些特征。

"真的吗?"亨利迷惑了。联想起拿破仑曾经以矮小的身材指挥着千军万马,用带着泥土芳香的法语发出威严的命令,他顿感自己矮小的身材同样充满力量,讲话时的法国乡下口音也带着几分高贵和威严。

第二天一大早,亨利便满怀自信地来到一家大公司应聘。并在几年后,成为这家大公司的总裁。这时,他想解开自己多年来的迷惑,他通过关系,查证到自己并非拿破仑的孙子——但这早已不重要了。

显然,促使亨利成功的并非是否拿破仑的孙子,而是接纳自己、欣赏自己、将所有的自卑全都抛到九霄云外,这就是亨利成功最重要的前提。

自信其实就是自己信得过自己,自己看得起自己。俗话说,别人看得起自己,不如自己看得起自己。自信是英雄主义的本质。

那么如何确立自信心呢?

(1)正确评价自己。包括发现自己的长处,肯定自己的能力,人们常说人贵有自知之明。这个"明",既表现为人能如实地看到自己的短处,也表现为人

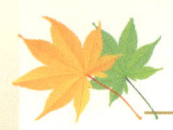

能如实地分析自己的长处。如果只看到自己的短处，似乎是谦虚，实际上是自卑心理在作怪。"尺有所短，寸有所长"，每个人都有自己的优势和长处。如果我们能客观地评估自己，在认识缺点和短处的基础上，找出自己的长处和优势，就能激发自信心。

（2）悦纳自己。适当降低或修正自己的欲望程度，明白无论竞争多么激烈，社会总是为弱者留有一定的生存和发展空间。要学会选择合适的参照体系，"比上不足，比下有余"。要学会欣赏自己，表扬自己，把自己的优点、长处、成绩、满意的事情，统统找出来，在心中"炫耀"一番，反复刺激和暗示自己"我可以"，"我能行"，就能逐步摆脱"事事不如人，处处难为己"阴影的困扰；就会感到生命有活力，生活有盼头；就会觉得太阳每天都是新的，从而保持奋发向上的劲头。"天生我材必有用"，自己给自己鼓掌，自己给自己加油，自己给自己发锦旗，便能撞击出生命的火花，培养出豪迈的自信来。

（3）在大众面前展示自己。面对大庭广众讲话，是培养和锻炼自信的重要途径。在我们周围，有很多思路敏锐、天资颇高的人，却无法发挥他们的长处参与讨论。并不是他们不想参与，而是缺乏信心。在公众场合，沉默寡言的人都认为："我的意见可能没有价值，如果说出来，别人可能会觉得很愚蠢，我最好什么也别说，等下一次再发言。"这样，他会愈来愈丧失自信。从积极的角度来看，

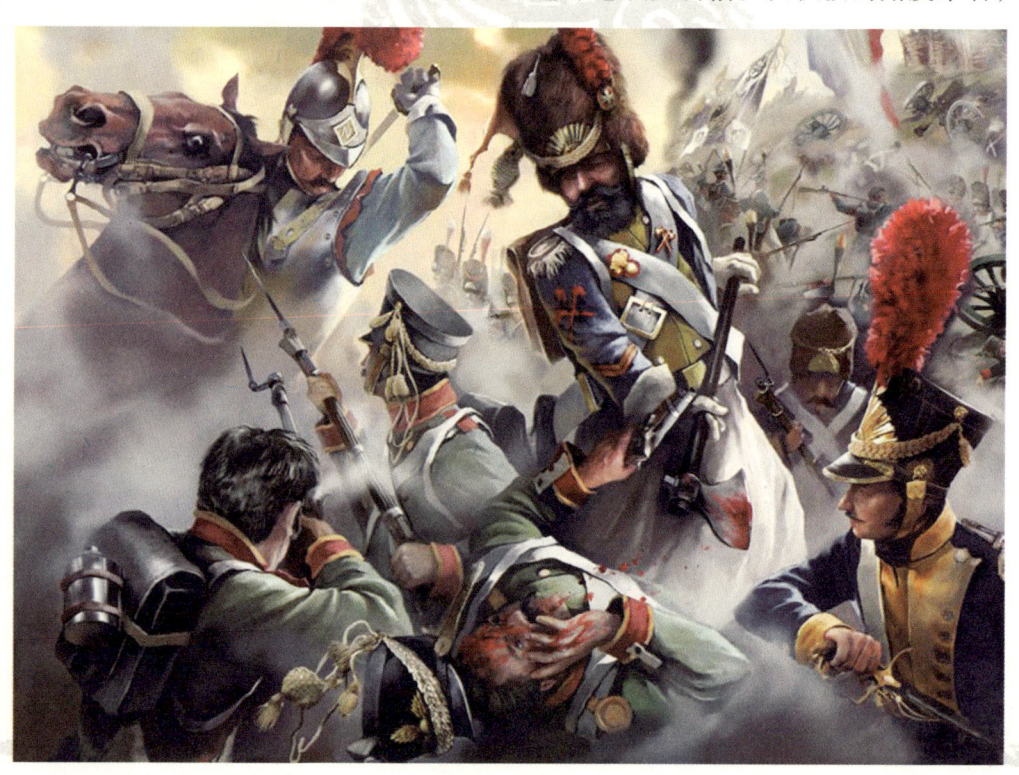

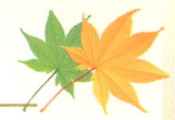

如果尽量发言，就会增加信心。不论是参加什么性质的会议，每次都要主动发言。有许多原本木讷或有口吃的人，都是通过练习当众讲话而变得自信起来的，如萧伯纳、田中角荣等。因此，当众发言是信心的"维他命"。

另外，在与人交往时，睁大眼睛，正视别人。正视别人等于告诉对方："我是诚实的，光明正大的；我非常非常尊重你，喜欢你。"因此，正视别人，是积极心态的反映，是自信的象征，更是个人魅力的展示。

（4）昂首挺胸，快步行走。许多心理学家认为，人们行走的姿势、步伐与其心理状态有一定关系。懒散的姿势、缓慢的步伐是情绪低落的表现，是对自己、对工作以及对别人不愉快感受的反映。通过改变行走的姿势与速度，有助于心境的调整。走路速度加快，就仿佛告诉整个世界："我要到一个重要的地方，去做很重要的事情。"步伐轻快敏捷，身姿昂首挺胸，会给人带来明朗的心境，会使自卑逃遁，自信滋生。

（5）学会微笑。许多人他们难过、自卑时，从不试着微笑一下；因为他们不知道，微笑不仅是人际关系的润滑剂，而且能带给人自信心，它是医治信心不足的良药。

自信是一种自我激励的精神力量，它能够激发潜意识释放出无穷的热情、精力和智慧，进而帮助人获得成功，所以，有人把"信心"比喻为一个人心理建筑的工程师。如果你想成功，就请充满自信地迎接每一天。

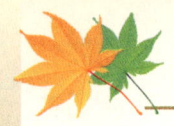

23. 心动与风动
—— 如何做到心情平静

去欲则寡，寡则静，静则精，精则独，独则明，明则神矣。

夫精神气志者，静而日充者以壮，躁而日耗者以老。

——《淮南子》

小和尚的故事

一个夏日的黄昏，两个和尚做完一天的功课后在寺庙前乘凉。他们看见寺庙前的幡旗在随风飘动、上下摇摆，小和尚说，"师兄，你看幡旗在摆动啊！"师兄说，"你说的不对，如果没有风吹，幡怎么会自己动呢？应该说是风动啊！""是幡动！""是风动！"师兄和师弟争论起来，谁也不让谁。

这时，恰好惠能禅师从这里经过，听见他们的争论，笑了笑，对他们说："你们都错了，既不是幡动也不是风动，是两位的心动！呵呵！"说完，摇着扇子走了。

平静是很高的、也是难以达到的一种自由境界。在我国春秋时代就有哲人指出："去欲则寡，寡则静，静则精，精则独，独则明，明则神矣。"只有心静恬淡，专心致志，才可能达到最高的认识，才能取得很高的成绩。这样的平静心态是成就一切事业的根本。积极平静最关键的是——非功利的心。你可以翻翻史料，不论是科学家、发明家、作家、艺术家，还是运动员，凡是他们的高成就都是在非功利的痴迷的心理状态取得的。

心平静则境界高。在深山中平静，在闹市中平静，在名利中平静，在财色中平静，在得失中平静，在成败中平静，在惊涛骇浪中平静，在生死攸关时平静。

心静如心镜

平静是什么？心平静，犹如一面镜子嵌在墙面上。物来即映，物去即空。你平素不修心，成不了平静心，而是"波动心"、"恐惧心"、"贪婪心"……犹如镜面不平了，出现了波形，如"哈哈镜"，所映之物，全部扭曲变形，而成魔相。故知，走火入魔，都是因为心灵不平静，产生了心态扭曲。所谓"修心"，就是"磨镜"，把镜面磨平。只有平静的心镜，才能真正反映宇宙的真实，才能

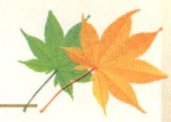

映出宇宙的美。我们修心养性，凡事要把握住这块"磨镜石"。把我们的心磨平磨静，磨成平静心。心平静，则境界高尚；心波动，则患得患失；心躁动，则怒火中烧。

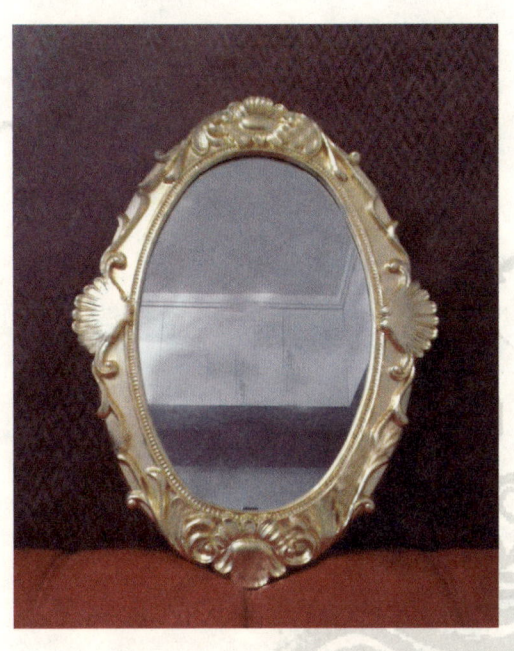

那么，如何做到心情平静呢？

（1）用心去做一件事。使自己平静下来的方式有很多，但归根结底，最重要的一点就是"用心去做一件事"。尤其在心躁动时，做一些手工制作，或者是一些劳动。手工制作可操作性强，易于让人产生成就感，既可以锻炼机体机能，又可以吸引人的注意力、培养人的兴趣、提升人的意志力，让人的情绪在制作的过程中逐渐稳定下来。另外，还可以学习一些乐器，如弹钢琴，这是一项需要集中注意力和动手的事情，弹钢琴时，你一定是专注的，会忘掉那些使你不平静的事情。

（2）顺其自然。相信顺其自然带来的神奇的力量。平静的力量，就是自然随心的力量。

许多人遇到事情会产生情绪波动，但是随着时间的自然推移，人们一定会从冲动少年成长为稳重的壮年。孔子说："十五而志于学，三十而立，四十而不惑，五十而知天命，六十而耳顺，七十而从心所欲不逾矩。"这种心境的变化既是顺其自然的结果，也是成长的功劳。

（3）心胸宽广。在大千世界里，心如水库，可容纳、缓冲、化解不良刺激。宽广深厚的心胸，不但有这种缓冲情绪的功效，甚至还能"化腐朽为神奇"。好比大石落入水中，水浅时，它是礁石或暗礁，成为障碍或危险；水够深厚时，它非但不成为障碍，反而成为海底的风景。同时，丰富的内心世界仿佛一个自足的生态系统，能够自己维系自身的"生态平衡"，为自己的学习生活找寻方向，赋予意义，避免了因无聊而莫名烦恼。

使心胸宽广的方法有许多，如阅读大量书籍，或者加强体育锻炼，或者多与朋友交流来消除烦恼等。

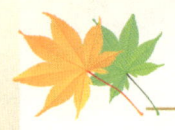

24. 你想做哪只猴子
——如何克服焦虑情绪

忧虑是人生旅程车票的代价，没有车票就没有旅程，没有旅程就没有人生。

——詹姆士·霍利斯

在20世纪50年代末，心理学家曾做过一项有关焦虑的实验，可以让我们从中认识到过度焦虑的害处。心理学家先把两只猴子分别卡在通有电流的两个架子上。其中一个架子上是杠杆组成的机关，蹬一下杠杆电流就可以断20秒钟电。如果猴子想要避免遭受电击，就要不断地蹬杠杆，忘了蹬就会遭到电击。而另外一只猴子所在的架子上，没有安装可以断电的杠杆，它只能被动地忍受电击。

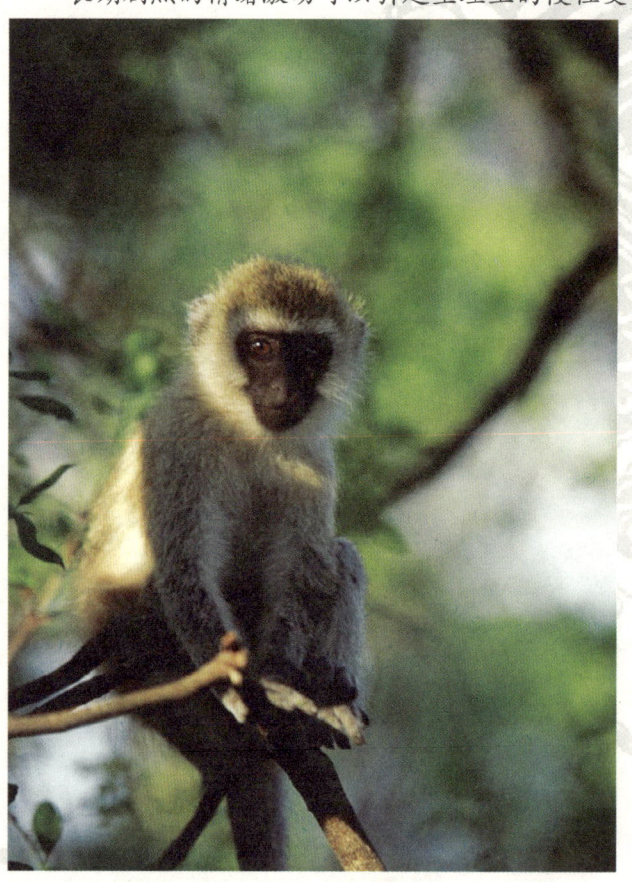

长期剧烈的情绪激动可以引起生理上的慢性变化，比如胃溃疡，这两只猴子经过一段时间的刺激，再次证明了这个道理。它们都得了胃溃疡，这显然是焦虑造成的。但令人惊奇的是，那只能够控制电击的猴子的胃溃疡反而更严重一些，而被动忍受电击的猴子的胃溃疡反而轻一些。这又是为什么呢？

心理学家分析认为，这是因为蹬杠杆的那只猴子是主动焦虑，它对电击的到来可以有所预料，终日沉浸在担忧和恐惧之中；而那只无可奈何被动忍受的猴子却是被动焦虑，反正我对电击也没有办法，你就电好了。由此可见，主动焦虑对猴子身体的影响比被动焦虑要大。

猴子如此，人类亦然。焦虑是一种状态，是当我们对重要事情不确定时，或者我们可能无法控制它们时，就会产生的状态。在一定范围内，焦虑与成功紧密相连，因为它们一般在我们进入充满变化和成长的新领域时出现。焦虑是人生体验中的一个重要组成部分，它存在于畏惧和兴奋这两者之间，只要不过分靠拢前者即可。

小辞典

什么是焦虑

焦虑是一种内心紧张不安，预感将要发生某种不利情况而又难以应付的不愉快的情绪体验。正常的焦虑情绪是人类一种保护性行为，但过度、长久、莫名的焦虑和担心却会导致焦虑症。焦虑症是以焦虑、紧张、恐惧的情绪障碍，伴有植物神经系统症状和运动不安等为特征，并非由于实际的威胁所致。且其紧张惊恐的程度与现实情况很不相称。临床上分为广泛性焦虑症和惊恐发作。普通人群中焦虑症患病率很高，美国报道其终生患病率约为28.8%，其中惊恐障碍终生患病率为4.7%，广泛性焦虑为5.7%。

那么，如何调适焦虑情绪呢？

（1）把产生焦虑的原因记录下来。焦虑是一种类似担忧的恐惧反应，当我们面临着某种对于我们的自尊心或生活有威胁或潜在危险的事物时，都会让我们体验到一种忐忑不安，忧心忡忡的情绪。对付这种焦虑情绪的有效办法之一，就是每天拿出纸和笔来，将自己所遇到的事情，产生的焦虑，统统记下来，然后再实事求是、追根究底地做一番客观的分析。这样渐渐地，你必然可以排除主观上的"假"，辨明客观上的"真"，使主要精力不再耗费在虚假的幻想和假设上，而会倾注在真实性以及对待策略的探讨上。开始时你的许多想法和事实都可记载下来，渐渐地你就会感到焦虑的"题材"来源会逐日枯竭，你会发现在许多问题上是自己，而不是环境本身的问题。

（2）改变肢体动作。有什么情绪就有什么表情和肢体动作。反之，表情和

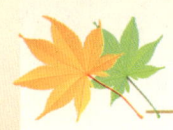

肢体动作也会影响人的情绪。因此，我们要学会微笑。最佳的微笑表情就是放松面部肌肉，微微张开嘴唇，露出八颗牙齿；其次，在形体上，注意抬头挺胸，保持自信；情绪波动时，要学会深呼吸，使自己能放松平静下来。你会慢慢发现，焦虑离你越来越远了。

（3）户外锻炼5分钟。英国运动科学家乔·巴顿博士联合同行们，对1200多名英国人进行了研究。他们发现，经常在树木繁盛、绿草如茵的地方进行锻炼能消除焦虑，增强人们的幸福感，让人对生活充满自信，甚至还能延长寿命。如果锻炼场合选在草木繁盛的野外，并且依山傍水，那么锻炼者患各种精神疾病的风险就会大幅削减。巴顿博士说："我们都是在大自然中完成进化的，骨子里与花草山水有着天然的亲和性。户外散步、修剪树木或者做点农活，均会对情绪产生积极影响。"

这项发表在《美国化学学会杂志》的报告同时指出，对于患轻度精神疾病的人，药物不一定是他们的治疗首选。医生应该给他们开一些"绿色锻炼"处方，鼓励病人们多进行集体户外锻炼。而对于普通人来讲，如果情绪紧张、烦躁，到外面散散步、给花浇浇水，都是缓解良方。

（4）试试制"焦"剂。研究发现，一些饮食有缓解焦虑的作用——啤酒、酵母、南瓜子、花生、肉类、坚果、鱼、牛奶、家禽肉、鸡蛋及麦片等，均可改善焦虑状况。

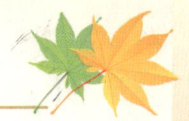

25. 欧阳修对诗
——情绪的反向调节法

要是火柴在你口袋里燃烧起来了，那你应该高兴，而且感谢上苍，多亏你的口袋不是火药库。要是你的手指扎了根刺，那你应该高兴，挺好，多亏这根刺不是扎在眼睛里……照我的劝告去做吧，你的生活就会欢乐无穷。

——契诃夫

宋朝大文豪欧阳修与好朋友同行，朋友最近官场上很不得意，被贬到此处，因此整天闷闷不乐。他们来到一处庭院，见到旁边有一棵枯树，朋友诗兴大发，吟道："路边一枯树，两个干树桠。"诗句中的树既没有生命，又没有色彩。欧阳修听了，知道这是朋友心情低落的写照，便笑道，"不如我再给你的诗添加两句，如何？"朋友正想不起后两句，便请欧阳修对诗。欧阳修便对道，"春来苔是叶，冬至雪做花。"朋友听罢感慨万千，猛然醒悟，这样的诗句使那棵干枯的死树顿时富有了生机勃勃的景象——春天长着青苔，那绿色的青苔就是枯树的生命；冬天落满雪花，那皑皑的白雪就是它的色彩！朋友赞道，"好诗啊！你用巧妙的诗句让这棵树起死回生了。"朋友的低落情绪也渐渐缓解了。

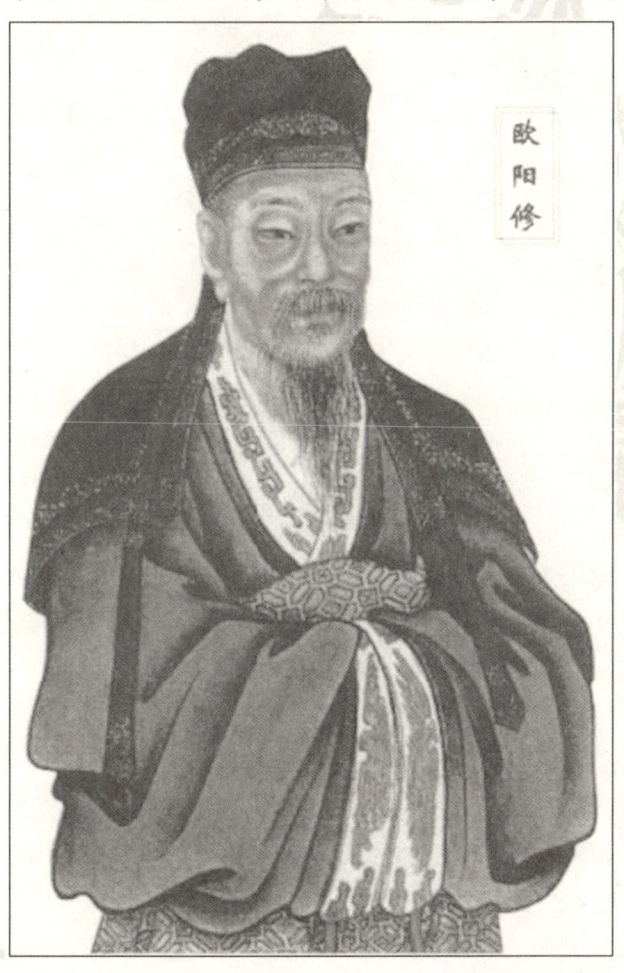

同样的景物，大文豪欧阳修只是添加了两句诗，情

境就大不一样了，而平时许多时候，我们经历的一些事情，来不及通过大脑进行理智的思考，就产生了不良的情绪，这就是心理学家所说的"自动思维"。

 小辞典

什么是自动思维

自动思维是介于外部事件和个体对事件的不良情绪反应之间的那些思维。大多数人不能意识到在不愉快情绪之前会存在这些思维，因为这些思维已经构成他们思维方式的一部分。著名的认知心理学家Beck认为，实际上是自己的自动思维影响着情感和行为，由于自动思维的影响，存在情绪问题的人对特定事件的主观看法和客观实际是不一致的。如思维歪曲和消极性思维是抑郁症的重要特征，抑郁症的其他典型症状（如动机缺乏、消沉、兴趣丧失、自杀企图）都受到歪曲思维的影响；而且这些自动思维的出现是自动的、不随意的、持续存在的。国外的研究结果表明：抑郁症病人相比于非抑郁性心理疾病病人和正常人，有更多的消极自动思维。

人们面对困境，情绪沮丧；怎样打败这些负性自动思维，从不良情绪中摆脱出来呢？这就需运用情绪的"反向调节法"。即认识到自己的负性自动思维后，从相反的方向思考问题，能使人的心理和情绪发生良性变化，得出完全相反的结论。心理学上把这种心理调节的方法称为反向心理调节法，它常常能使人战胜沮丧，从不良情绪中解脱出来。那么，如何反向调节我们的情绪呢？

（1）认识自动思维。有一句话，叫"境由心生"，说的就是这个道理。在很多情况下，人们的痛苦与快乐，并不是由客观环境的优劣决定的，而是由自己的心态、情绪决定的。遇到同一件事，有人感到痛苦，有人却感到快乐，这完全是不同的观念使然。有的人从幼年开始就习惯了"负性自动思维"来思考问题；例如，别人没有理睬自己是因为他看不起自己，自己之所以考试失利是因为能力不足等。这些没有经过理智的分析就来到大脑中的反应会直接导致不良的情绪。我们要打败它们，就要首先认识这些思维，把它们与情绪分开来看待。

（2）试着换一个角度看待同样的问题。每一件事物，从不同的角度看待，

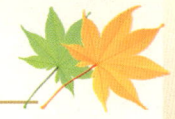

会得出不同的结论。从山上看树，树很小；从地上看树，树就很高。就像我们经常说的成语故事盲人摸象，不同的人摸到大象身体的不同部分，得出不同的结论。我们的生活也像大象一样非常复杂，具有多面性，看你怎么摸了，看你如何看待生活了。由此可见，快乐只是看问题的角度不同，不同人的快乐也不同。快乐没有一个统一的标准，快乐只是一个角度而已。比如说，在沙漠中艰难穿行而饥渴的人，只要看到一丝绿意，就会感到快乐；在逆境中挣扎而屡受挫折的人，只要听到半句鼓励的言辞，快乐感便油然而生。这些小小的欣慰，只要仔细去品味，就会感觉到其中的快乐。

英国文学家萧伯纳讲得更为确切。有一名记者问萧伯纳："请问乐观主义者与悲观主义者的区别何在？"萧伯纳回答："很简单，假定桌子上有一瓶只剩下一半的酒，看见这瓶酒的人如果高喊太好了，还有一半，那么他就是乐观主义者；如果有人对着这瓶酒叹息，真糟糕，只剩下了一半，那么他就是悲观主义者。"

（3）改变绝对化思维。人生没有标准答案，我们小时候所接受的一些错误的引导有时候是这些绝对观念的源泉；比如被告知每门功课都要考 100 分才是优秀的，选择题总要有一个绝对正确的答案，所以我们在人生的过程中也在寻找所谓的最佳答案，也想把每件事情做的绝对完美，做不到就会产生自责感和情绪障碍。我们找到这些不良情绪的源头后就要改变思维方式，切断不良情绪产生的途径，不让抑郁焦虑情绪困扰自己。

正像卡耐基所说："如果我们有着快乐的思想，我们就会快乐；如果我们有着凄惨的思想，我们就会凄惨；如果我们有着害怕的思想，我们就会害怕；如果我们有着不健康的思想，我们还可能会生病。"如果你想摆脱烦恼，在遇到困难、挫折、逆境时，多转变一下自动思维，你会有不一样的感受。

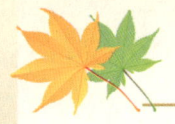

26. 保持恰当的心理距离

——认识孤独感

孤独是一颗值得理解的心灵寻求理解而不可得，它是悲剧性的；无聊是一颗空虚的心灵寻求消遣而不可得，它是喜剧性的；寂寞是寻求普通的人间温暖而不可得，它是中性的。

——周国平

忍受孤独也许比忍受贫困需要更大的毅力，贫困可能会降低人的身价，但是孤独却可能败坏人的性格。

——狄德罗

取暖的豪猪

豪猪是一种全身带刺的动物，它们在寒冷的冬天相互接近，为的是通过彼此的体温取暖以避免冻死，可是很快它们就被彼此身上的硬刺刺痛，不得已又得相互分开。过了一会又发现冷得不行，就再次接近，接近后又重复了第一次的痛苦，以至于它们在两种痛苦之间转来转去，就这样循环了几个回合后，它们变得比较聪明了，当取暖的需要又使它们靠近时，它们发现了一种适当的距离使它们能够保持互相取暖而又不被刺伤害。我们把这一比喻延伸为人与人之间也应有一定的距离，即"身体距离"和"心理距离"；"身体距离"即"私人空间"，"心理距离"即"孤独感"。

可见，身体距离及孤独感都是人的正常需要，问题在于保持怎样的"心理距离"才是有益于健康的。

只要生活在中国的大城市，没有人能对人口的密集视而不见。在这些版图快速扩张的现代都市里，环境变得越来越拥挤。每天，我们在人流中穿行，公共汽车、地铁拥挤不堪，商场、公园熙熙攘攘，在都市中要找一片清静之所变得越来越困难。然而，我们一方面忍受着城市的拥挤，另一方面却感受着前所未有的孤独，一种身处闹市的孤独。孤独不是一种简单的心境，更多的时候，孤独感是因与社会环境隔绝而产生的。人们逃离了"鸡犬相闻"的传统，钻进了钢筋水泥的都市文明，实际上已经心甘情愿地选择了孤独。注重保护自我、保护隐私的现代人也封闭了相互了解的窗户。人们警惕地看着一个向你发话的陌生人，重重地关上了信任的大门，也关上了走出孤独的门。

爱尔兰：世界上最孤独的国家

世界最大网络搜索引擎公司Google今年在对关键词搜索次数进行统计后发现，输入"寂寞"次数最多的用户来自爱尔兰的首都都柏林，而搜索"幸福"次数最多的是新加坡用户。

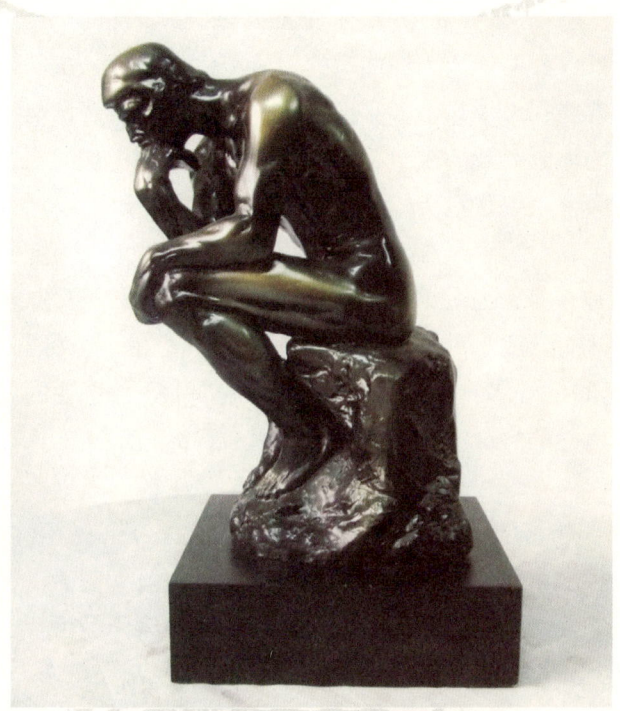

这个结果可能出乎很多人的意料。爱尔兰曾经是欧洲最贫穷的国家之一，却在不到一代人的时间里，创造了欧洲的经济奇迹，一跃成为仅次于卢森堡的第二富国。2004年，爱尔兰被评为世界上最适合居住的国家。然而，经济的蒸蒸日上、移民的蜂拥而至，却让这个国家多了更多的"孤独者"。这也许就是现代社会的悖论吧。

孤独的情绪会对人的身体、心理健康带来多方面的影响。

（1）孤独感对身体健康的影响。很多研究表明，孤独感可导致身体疾病。人生活在和睦的家庭群体或一个密友圈子中，其抵御疾病的能力较强；相反，独处的人较容易生病。美国、芬兰、瑞典等国联合对4000多名男女长达12年的研究发现，与群体疏离的人患严重疾病或者在此期间死亡者，比对照组（社会活动活跃的人）高出2～3倍，而且与社会疏离越远的人患病率和死亡率越高。孤独

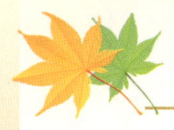

对健康的影响，同吸烟、高血压、肥胖一样大。

（2）孤独感对心理健康的影响。在情绪上，孤独感可使人感到抑郁、恐惧、绝望、焦虑紧张、烦躁不安，甚至敌意和愤怒；在认知上，孤独使人自我评价降低，自卑感加强，认为自己不受欢迎、没有价值。

那么如何走出孤独呢？

（1）敞开心扉，参加集体活动。如果你向别人开放，别人也就会向你开放，就会邀请你进入他神秘的内心世界，你就会发现许多新奇的东西。一个心胸豁达的人，是感觉不到孤独的。成为集体中的一员和他人一起分享快乐，一起分担责任和痛苦，这对有些人来说是不容易做到的。但是你一旦鼓足勇气去参加一个活动，你就会找到使你感兴趣的东西，还会发现一些你所喜欢的人，友谊也就随之而来。总之，克服孤独感很重要的一条，就是必须尽力改变自己原来的环境，多参加集体活动。

（2）积极进取。孤独往往使人丧失进取的锐气，减少人生乐趣，而这些又强化了孤独感，从而形成一种恶性循环。如果确立了一个目标，情况就不同了。创造生活，让自己在生活的奋斗中、在工作的趣味中、在事业的成功中取得安慰吧！孤独是一种内心的恐慌，一个明了自己生活目标与意义的人，是不会感到恐慌的。

（3）热心助人。帮助他人、为他人做事，会使你感到自己被人需要，这样会减轻你的孤独感。邀请别人和自己一起做事，譬如说一起活动，就会使你找到自己所需要的同伴，交上知心的朋友。如果发现这种信任是可靠的，你就会感到非常快乐。

（4）享受一个人的时光。一个人的时候，给自己安排一些感兴趣的事情，读读书，听听音乐，从事自己的业余爱好等。每个人都会有自己独处的时候，在属于自己的时间里满足自己的兴趣爱好，乃是人生的一种乐趣。

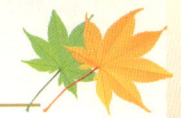

27. 老汉的"冲任失调"
——宣泄情绪

如果人不能将自己内心的东西表现出来，那么这些东西将摧毁自己；如果人能将自己内心的东西表现出来，那么这些被表现出来的东西将拯救自己。

古时候，有一位老汉患"心病"，服用许多药却不见效，慕名求医于一代名医叶天士。叶天士认真审脉、详问病史，随后提笔在处方上写了四个字。老汉拿到处方，即去抓药。药房老板见此方大笑不止，告诉老汉方子上仅有"冲任失调"四字。但"冲任失调"乃月经失调之意啊，说完两人一起大笑起来。老汉想，一代名医竟然如此糊涂、荒谬，实在可笑。从此以后，无论何时何地，老汉只要一想起那张处方，便忍俊不禁。并且常常到处将此事作为奇谈笑料，讲与人听，与听者纵声大笑。没过多久，老汉感到精神爽朗，身体好多了。某日，他特意去见叶天士，想指出名医的失误。叶天士见到他，大喜，"看你气色，你的病好多了。"老汉赶快说："我并没有服用你开的什么药呀。"叶天士笑吟吟地说："你已服过了。"老汉纳闷："明明他开的处方上没配啥药嘛，他怎么说我服过他开的药呢？"原来，老汉患的是肝气郁结，引起精神抑郁，虽然服过许多药，但病期长久、精神负担过重而效果不佳。叶天士开的"冲任失调"的处方是为了让病人感到荒唐可笑，以调节其情绪，驱除抑郁，达到治病的功效。老汉听后恍然大悟。

老汉的病被这个"无厘头"的处方给治好了，真是"心病还需心药医"啊！老汉的"肝气郁结"类似于现代的抑郁症，由于长期情绪郁结在心中而找不到合适的宣泄途径，而日渐严重，这一剂"笑疗"的方子正中了疾病的症结，所以药到病除。

那么，我们现代人如何适度地宣泄自己的情绪，而保持心理健康呢？

（1）向朋友倾诉。有一项调查表明，有好多朋友的人，其寿命比没有朋友的人要多10年。可见，向朋友倾诉、交心，对于一个人的身心健康是非常重要的。所以当我们遇到不顺心的事情时，不要独自承受，应多和信得过的知心好友、父母、恋人、兄弟、姐妹、老师交流谈心。我们可以在倾诉病痛和委屈中表达愤恨、不满之情，以宣泄不良情绪。另外可以多参加朋友之间的娱乐，娱乐活动也是宣泄不良情绪的一个好方法。如参加舞会、唱卡拉OK、外出旅游、看电影、下棋等，都可以使我们的情绪得到宣泄。尤其是高声唱歌，对排除心理紧张和消极情绪十分有效。

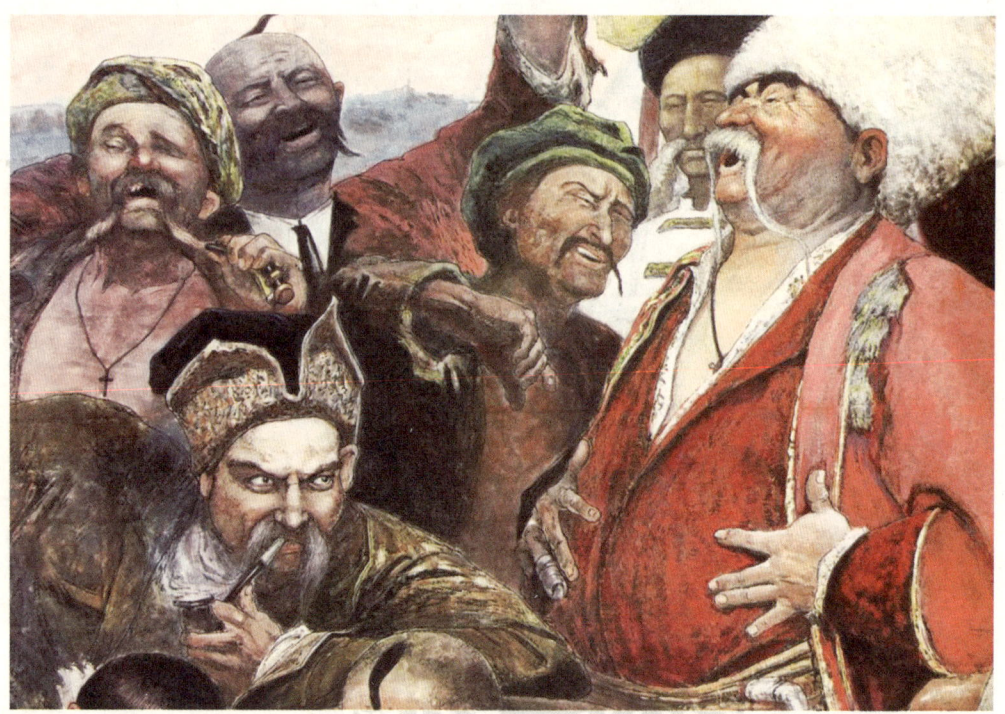

（2）哭出眼泪。哭是人类宣泄不良情绪的一种本能行为。有研究表明，女性之所以比男性长寿，除了女性身材矮小代谢消耗低和工作环境相对安全以外，主要的原因是女性喜欢倾诉与哭泣。还有研究表明，哭得多的人比哭得少的人要健康。因此，我们不愉快时，不要强忍着故作"坚强"，该哭时不妨尽情地哭出来。

（3）寻求"无害"宣泄。众所周知，日本企业的管理非常严格，在激烈的竞争压力下，日本企业不得不以严酷的管理争取竞争优势。许多日本员工精神非常压抑，经常有人患抑郁症等精神疾病，因此有企业在公司内部设立了"心理宣泄室"，用于缓解职员的心理压力。许多公司在"心理宣泄室"里设置经理、厂长的橡皮像，工人对经理、厂长不满时，可以对其橡皮像拳打脚踢，宣泄不满。经过宣泄后，职员的心理压力得到了缓解，能够以更积极的态度工作。

还有的国家设置"宣泄电话"，许多人在电话上诉说不幸和烦恼之后，便觉得舒畅多了。可见，合理地宣泄是必要的，它可以使人长期积聚的不良情绪、情感，随着宣泄而"滚滚东流去"。

（4）培养兴趣，怡情养性。阅读文艺书刊、挥毫泼墨、去河边垂钓、观赏花鸟鱼虫等怡情养性的活动，可以间接地舒缓人们压抑的情绪，疏解人们心中的郁闷之气，从而可减轻人们的心理负担。

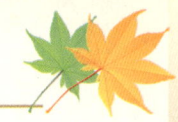

28. 等待是一种爱

——克服急躁情绪

生命不是短程赛跑，如果你能深谋远虑、从容不迫，没有任何一条路会显得太遥远。

任何成功都是耐心坚持和静心等待的结果。

——奥格·曼狄诺

请不要帮蝴蝶打开茧

从前有一个小男孩，养了一只毛毛虫，因为老师告诉他毛毛虫作茧以后，会从茧中飞出一只美丽的蝴蝶。他打算试验一次，因为他太喜欢蝴蝶那美丽的翅膀了！经过一个季节的努力，小男孩终于等到了那一刻——他听到在那厚厚的茧中，有一个美丽的生命在苦苦挣扎，发出激烈的撞击声，小男孩再也按捺不住自己激动的心情，他再也不能够让他的蝴蝶经受这种折磨，他急忙找来剪刀，替蝴蝶剪开了茧子。终于，蝴蝶轻而易举地出来了，可是，小男孩被眼前这个动物吓了一跳——这身躯臃肿、翅膀干瘪的东西根本不是想象中蝴蝶的样子啊！它动着那难看的、不成形的翅膀，试了几次，却根本飞不起来……

这个急躁的小男孩，因为自以为是的一番好意，帮助蝴蝶剪开了茧子，却毁了那只本该美丽、快乐、拥有美好未来的蝴蝶的一生。

掩卷沉思，生活中也有一些人，因为这样那样的好意，做着这样那样的傻事。

在当今这个快节奏的社会，能够耐心等待的人很少，浮躁、急功近利的情绪充斥在我们周围，许多人在追求着一夜暴富、一夜成名，其结果是影响了正常工作，影响了事业发展，影响了人们对生活的感悟享受。而对于教师来说，这种情绪的反作用就更大了。树木花草享有四季，有发芽开花的季节，也有落叶休眠的季节。人也在享受着四季，但是人和树木花草不同，树木花草多是春季发芽开花，人的发芽开花季节却不见得是春季，是因人而异的，并无一定规律。

有位哲人说过，学生是花，是最终会绽放的花，让我们耐心地等待吧，像等待花儿开放一样。而很多人还是打着爱的名义——因为爱，我们责骂孩子；因为爱，我们安慰孩子；因为爱，我们催促孩子，催孩子看书，催孩子做作业……如果我们一味地急功近利、急于求成，只会让这些美丽的蓓蕾，失去合理的营养，错过合适的花期，甚至过早地枯萎。爱，就这样，可以被解读成那么多截然相反

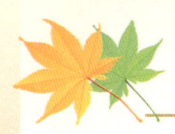

的行为。爱，也就这样被铸造成一把双刃剑——它既是助人成长的力量，也是毁人于无形的利器。这样的结局不仅会让养花人伤心难过，更会使那些本可以美丽绽放的花儿受到伤害。所以，在教育孩子的过程中，我们一定要想清楚，我们希望他成为一个什么样的人？成功的标准到底是什么？在我看来，应先让孩子成为一个健康的人，然后是个好人，最后是个有用的人。

做过家长的人都有体会，我们在教孩子吃饭、说话、走路时是怎样做的？我们会允许孩子失败，容忍孩子慢一点，因为我们坚信，孩子一定会成功的！其实在孩子成长的过程中，学习知识也是一样的道理，我们教给孩子正确的学习方法后，要有足够的耐心去等待。给他们足够的时间，给他们鼓励、信心，相信他们一定能学好的。

那么，我们等吧！我们要有足够的耐心等待，等待是一种美，等待是一种爱——等孩子爱上学习，等孩子有交流的勇气，等孩子有做作业的能力，等孩子有成长的动力……

白杨和银杏的故事

曾经，一位园艺师给我讲过一个故事：几年前，他在花园里种了两排树，一排是白杨，一排是银杏，两排树是同时栽种的，一年过去了，白杨树长高了很多，而银杏树却像是没怎么长高，看上去比白杨树矮小得多。人们都在抱怨园艺

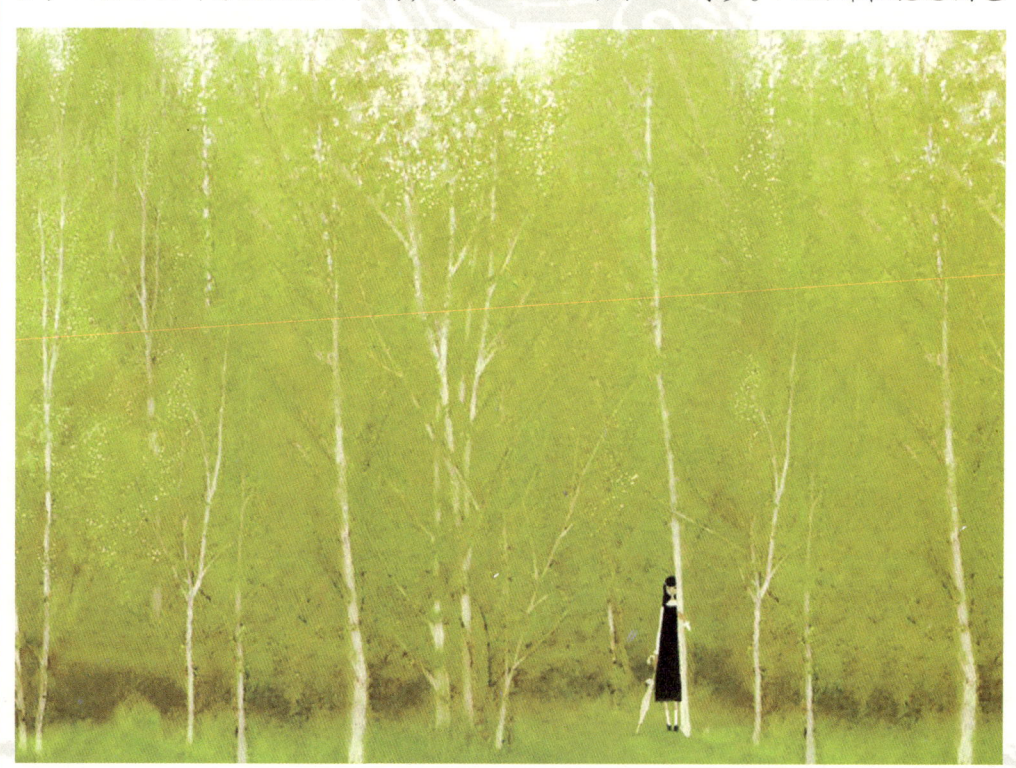

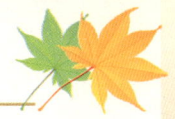

师为什么会种银杏这种不见长的树种，听了这些，园艺师只是会心一笑，置之不理，照样以同样的精力照料两种树。几年过去了，两种树木都成材了，来观赏的游人无不赞美银杏的高贵和珍稀，花园也因此在本地成为了最受欢迎的游览区。最后，园艺师意味深长地说，"银杏树虽然生长得慢，但是并不意味银杏就不如白杨，等到银杏树长大成材，比白杨可要珍贵多了啊。"

所以，请记住蝴蝶的故事；请记住，那苦苦的挣扎，是蝴蝶本该经历的生命历程；请记住，记住银杏在风霜雪雨中的成长，记住急躁的游人对它的品头评足、冷嘲热讽，是一个高贵的树种所必须经历的生命的磨难。我们的孩子也一样，当你以爱的名义，想要用最刻薄的词汇骂他，想要逼迫他学习他不喜欢的知识，想要拿他与邻居家经常考第一名的孩子比较而羞辱他的时候，请你想想蝴蝶，想想银杏！请你等待！

记住，成长是一个过程；而有时候，等待，也是一种爱。

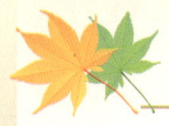

29. "五月花"号的收获
——心存感激之情

1620年,一些饱受宗教迫害的清教徒,乘坐"五月花"号船去北美新大陆寻求宗教自由。他们在海上颠簸折腾了两个月之后,终于在酷寒的11月里,在现在的马萨诸塞州的普里茅斯登陆。

但不幸的是,在登陆的第一个冬天,半数以上的移民都死于饥饿和传染病。

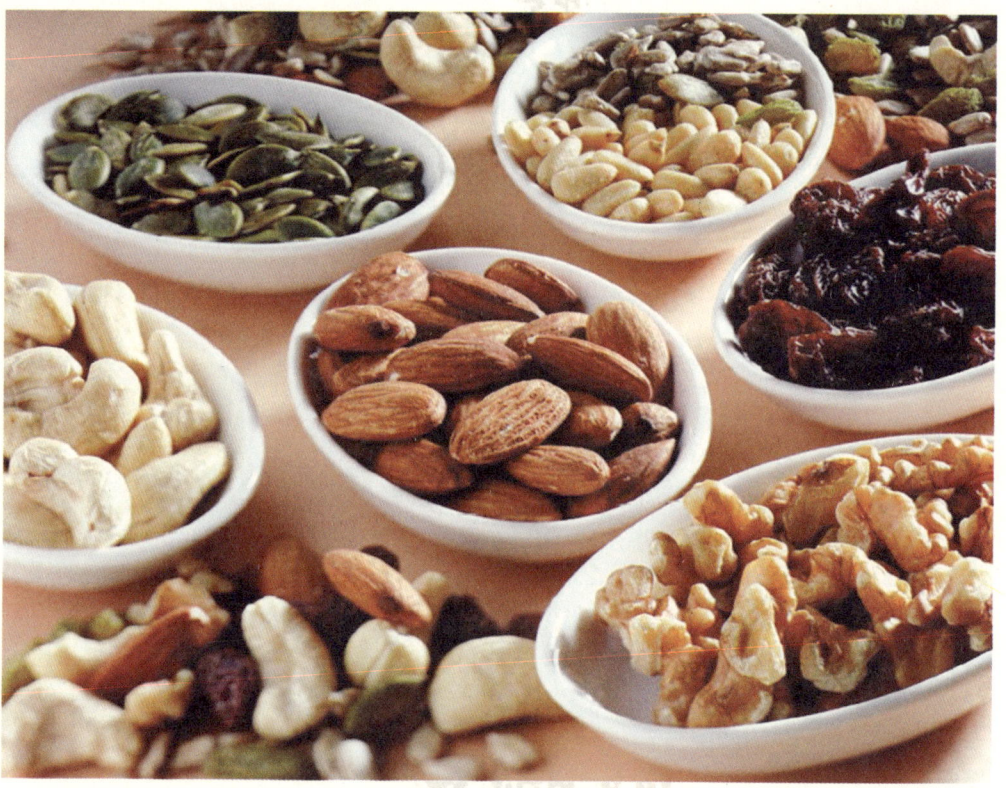

活下来的人们生活十分艰难,为了生存,他们在第一个春季开始播种,并用整个夏天祈祷上帝保佑并热切地盼望着丰收季节的到来,因为他们深知秋天的收获决定了他们的生存或者死亡。

秋天来了,那一批庄稼终于获得了丰收。大家非常感激上帝的恩典,决定要选一个日子来永远纪念。这就是美国感恩节的由来。

感恩节是美利坚合众国一个最地道的国定假日。在这一天,具有各种信仰和各种背景的美国人,共同为他们一年来所受到的上帝的恩典表示感谢,虔诚地祈求上帝继续赐福。

其实值得感恩的不仅仅是上苍，我们对父母、亲朋、同学、同事、领导、部下、政府、社会等等都应始终抱有感恩之心。我们的生命、健康、财富以及我们每天享受着的空气、阳光、水源，莫不应在我们的感恩之列。

有人不懂得感激生活，他会感到春眠不觉晓的疲惫，感到赤日炎炎似火烧的烦躁，感到秋风秋雨愁煞人的萧瑟，还会感到瑞雪飘飘又一年的无奈。这样他一年四季都生活在无休止的抱怨之中，而体会不到幸福。

小辞典

感恩与健康

美国哈特麦斯学院的罗林·麦克拉提博士对1550人进行了长达5年的跟踪调查，结果发现，那些对周围的人或事怀有感恩之心的人，健康状况更好，发生高血压的几率也更低。

他发现类似爱、感激和满足这样的情感，都会刺激脑垂体后叶激素的分泌，它会使神经系统放松，减轻压抑感，体内各组织的含氧量也会显著增加，就像经过了康复治疗一样。心电图检查显示，人在心怀感激时，脑部和心脏也有同步电流活动产生，从而使相关器官的运转更加有效。

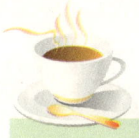

小对策

我们如何做到感恩呢？

（1）为我们的"不幸"感恩。有人说，命运对于我是那么不公平，自己遇到了很多的"不幸"。但是，我要说，生活中难免会遇到"不幸"，正是这些"不幸"才成就了我们的成熟和稳重。只有感激"不幸"，跨越命运坎坷，才能激发昂扬斗志和内在潜能，进而欣赏到生命的辉煌和壮丽。

（2）感谢那些伤害过我们的人。我们要感激那些伤害我们的人，因为如果没有他们，我们学不会坚强；我们要感恩那些偷窃我们的人，因为如果没有他们，我们不会懂得珍惜；我们要感恩那些欺骗我们的人，因为如果没有他们，我们很难认清人情世故；我们要感恩那些嘲笑我们的人，因为如果没有他们，我们不会理解尊严可贵；我们更要感恩那些曾经背叛我们的人，因为如果没有他们，我们不会懂得这个世界……

（3）为我们今天拥有的一切而感恩。记得国外的电影中经常有这样的镜头——大家围坐在餐桌前，对着一桌美食，但他们不急着享用，而是双手合十，默默祈祷，"感谢上帝赐予我们食品！"然后才开始吃饭，我想这也许是天主教的一种仪式，但是这个仪式很有意义，我们虽然不信教，但是我们有必要为我们得到的一餐一饭而心存感恩。对现在所拥有的一切心存感恩，无论贴心的伴侣、一个知己朋友、已经取得的成就，还是一份来之不易的工作，抑或是自己依然健在这个事实本身。

嫩草为感激春的到来而吐露新芽，绿叶为感激夏的到来而葡郁成荫，硕果为感激秋的到来而挂满枝头，瑞雪为感激冬的到来而银装大地。世间万物皆知感恩，我们更要懂得感恩的深意。

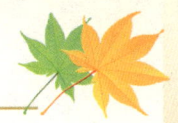

30. 和尚的修道
——顺其自然的心境

和尚修道

唐代有一位禅师修道极高，有一僧人问禅师："和尚修道，用不用功？"禅师答："用功。"僧人问："如何用功？"禅师答："饥来吃饭，困来睡觉。"僧人说："现在大家都是这么说，没什么稀奇。"禅师说："但我用功与别人不同。"僧人问："有啥不同？"禅师的回答使僧人陷入沉思："别人吃饭时不肯吃饭，百种思索；别人睡觉时不肯睡觉，千般计较。这就是不同。"僧人按禅师的方法继续修道，他终于悟出了最简单、也是最质朴的道理——吃饭时，心就要在饭上，不要想着念经；睡觉时，心就要安定下来，不要想着洒扫。否则，饭吃不好，觉睡不好；接下来，佛经也念不好，洒扫也扫不好，形成了恶性循环，人生还到哪里去找乐趣呢？禅师认为，心要空阔，最好是无事；事情多了，心满满的，心事重重，就成了一团俗物。所以，他意味深长地说："无事珍重！"因为，无事才好做事，也才能做好事。

原来这就是修炼的大道理——"饥来吃饭，困来睡觉"，多么质朴，又是多么的深奥！许多人就是因为心中的牵绊太多了，夜不能寐，寝食难安，他们思虑着、挣扎着、困惑着，而越是寝食难安就越是难以从中挣脱出来，因为他们违背了自然的规律，自己和自己的思想冲突起来了，最后只能是两败俱伤。

那么如何做到顺其自然呢？

（1）动静结合，劳逸有度。所谓自然者，指的是自然界的客观规律。顺其自然，便是适应这种客观规律办事，该弛则弛，该张则张，动静结合，劳逸有度，喜怒哀乐，由爱而发，不越理逾矩，不勉力而为；受到人生的挫折时，不自暴自弃，不冷眼旁观，处变不惊，从容面对。其实顺其自然也是一种选择、一种涵养、一种豁达与包容，它并不是对命运之神的逆来顺受，而是对人生境遇的客观冷静地面对。

（2）顺其自然，养心为上。要做到顺其自然，更要注重心理修炼。古语云：养生之要，养心为上。锻炼身体，也应是练体为下，练心为上；修身为下，修心为上；心体一致，上下贯通，如江河运转，日月行空，而心之养则可以永葆生命之活力。

(3) 宠辱不惊，得失淡然。人在顺境中随遇而安，在困境中也要随遇而安。塞翁失马，焉知祸福。看似老生常谈，但一个人若真能做到宠辱不惊，懂得有失就有得的道理，那真是难能可贵了；也就不会为一时的得失而争得个鱼死网破，也不会因情而怒、因利而仇。

其实，顺其自然也是一种"不养生的养生"，即一切顺其自然，却因心境淡泊，依然能够得到高寿。这方面的具体例子有不少。

顺其自然得高寿

著名教育家叶圣陶先生，寿近九旬。在他80岁高龄的时候，有人向其请教长寿的秘诀，他则戏言曰："抽烟、喝酒、躺下。"其实这也是实话。据他儿子介绍，叶圣陶先生每天至少要抽1包烟，除早餐外，中餐、晚餐每顿都要喝酒，而且喝的是烈性酒。但心境淡泊的先生睡眠特别好，每天累计要睡10个小时以上。

北大教授、著名学者季羡林先生，著作等身，九旬高龄依然能参加各种社会活动，笔耕不停。按季先生自己著文介绍：他一不锻炼，二不吃补药，三不讲究什么营养搭配，而且每天忙于读书写作。他是山东人，早年虽留过洋，但生活习惯却从未改变，早餐花生米和稀饭，正餐大葱馒头，过的完全是平民化的生活。但因其一心埋头做学问，顺其自然，心无二用，自然也长寿。

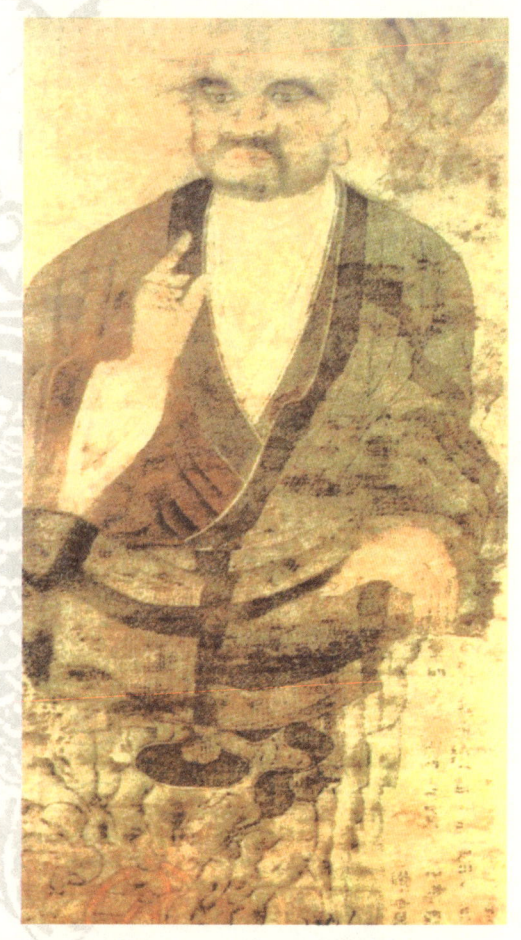

2000年6月30日张学良将军在夏威夷庆贺百年寿辰时，新华社记者问张将军的养生秘诀，张将军回答说："我在过简单的生活，什么都不放在心上。"这种顺其自然的心境很值得大家学习。

图说行为决定健康 2

第(二)篇 名人与养生

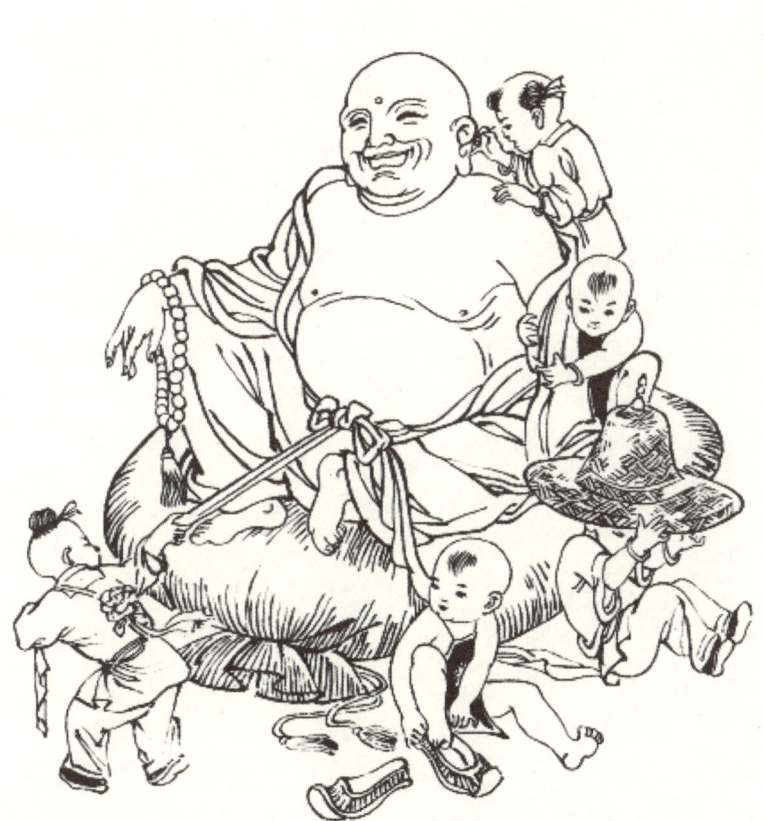

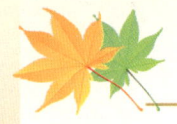

1. 美丽的哀愁
—— 宋美龄的长寿密码

最近翻看了几本有关宋美龄的书籍，感触颇深。作为中国近代史上不能抹煞的人物，宋美龄经历过3个世纪的风风雨雨，曾身陷政治斗争的漩涡，亲历中国近代史上的几场重大战争，晚年还能远离权力的喧嚣，在异国的一所老式公寓里享受着孤独美丽的百岁黄昏。笔者很敬佩她，并不是因为她的政治地位，而是作为一个人，我觉得她有很多值得我们学习的地方。是什么力量让这样一个饱经风霜、疾病缠身的老人奇迹般地度过106年光阴呢？我想各位读者也一定很想知道，我认为这与她的行为方式和养生观念是分不开的，我们给大家介绍几件典型的事例。

宋美龄的宽恕精神

1969年夏天，宋美龄在阳明山发生了车祸。那天下午宋美龄被送进医院病房的时候，一直痛得哇哇大叫，因为她的椎骨受伤了，情况非常紧急。为她开车的司机，固然是为了闪躲一辆军车，才会发生那次车祸，但司机的处理还是有不当的地方，因为他煞车过猛了才导致车上的人受重伤。如果换成别人，可能早就把这位司机抓去治罪了，可是，宋美龄从来没有提过要处罚司机，也没有责怪司机什么。从这一点来看，宋美龄对别人还是比较宽容的，即使遇到如此紧急的、威胁生命的事件，她也不会对别人太苛刻。

另外一件事情就是对待张学良，也是宋美龄宽容的一个明证。宋美龄始终反对有政治野心者对张学良动手，在她的坚持下，张的性命才算保住了。但是，她还是觉得对不起张学良，对张学良始终很客气，在台湾的经济困难时期，食品一度短缺，宋美龄经常备好一些难得的精美食品，派人送到张学良住处，还经常写信劝慰他。张学良也有感于宋美龄对他的恩情。

对待许多事情，宋美龄始终是秉持宽恕的精神。

宋美龄的晚景

宋美龄晚年的开销来源于台湾政府的供给，李登辉执政后，逐步削减了对宋的经费。在经济上捉襟见肘时，她和外甥女变卖了纽约郊外的别墅以维持生计，但是由于她们都不是生意人的对手，被压低价格出售了房屋，且那些商人把宋美龄留在房屋中的字画及一些艺术品进行展出拍卖，造成了很不好的影响。外甥女非常气愤，想去打官司，宋美龄一笑置之，说："人一生的得失是不能用钱来衡量的，随他们去吧，就当是送给他们的礼物。"

概而言之，宋美龄的养生秘诀如下：

（1）健康的饮食习惯。为了保持苗条健康的身材，宋美龄每天早上都要称一次体重，严格保持清淡饮食，基本上以青菜和水果为主，经常生吃蔬菜，坚持每天吃1~2个苹果。早餐只是一碗燕麦粥，加一杯咖啡。只是在体检后，医生告诉她有点贫血、需要加强营养的时候，她才在早餐中加上几片牛肉，或者吃一个鸡蛋。即使经常参加豪华的国宴，她也注意节制自己的饮食。在宴会上，她经常照顾别人，而自己只吃很少的一点点，有时候客人看到她没怎么吃饭，自己也都不好意思大吃大喝，因此，许多朋友都不喜欢去她那里做客。也正因此，她的体重多年来都保持在一个适当的范围。

（2）学画以养生。晚年的宋美龄，失去了江山，失去了权力，甚至相继失去了亲人。但她并没有像人们想象的那样落魄和悲惨。她重拾年轻时候的爱好，继续画画，而且把这个爱好坚持到生命的最后阶段。她的晚年生活很简单，早上吃早饭后，就看看当天的英文报纸，然后就开始作画，她的画作已经达到很高的水平，早年台湾曾经出版过她创作的一套邮票。但是她从来不允许别人拿她的画卖钱。她画了画就放在阁楼里，供自己和家人闲暇时欣赏。

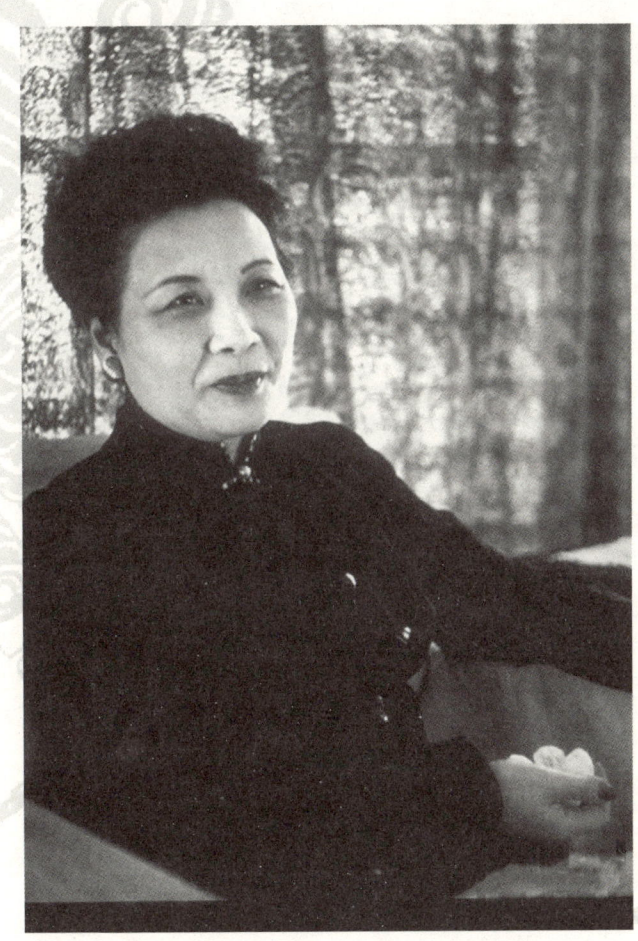

（3）看淡金钱。宋美龄

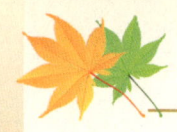

出身于作为旧中国"蒋宋孔陈"四大家族之一的权贵世家，很小就被家人送到国外求学，学成归国后从事中国妇女解放运动。她的前半生从来也没为金钱发过愁，也没有为钱工作过。但当她隐居纽约的时候，失去权势，甚至连生活也需要自己安排；据说，她曾经问自己的外甥女钱还够不够用，外甥女让她放心，说够用的。她此后就再也没提起钱的事情。

（4）晚年引退后的自我接纳。宋美龄的晚年是在美国纽约度过的。她一生没有孩子，到了晚年，在台湾的政治斗争愈演愈烈的情况下，她选择了到纽约与亲戚生活在一起。据记载，当时她们的金钱不是十分充裕，甚至最后卖掉了房子，住到了一栋老旧的高层公寓楼里。对于这样一位曾经辉煌的老人来讲应该会很失落，但她没有，仍然很乐观。

宋美龄曾经照顾过的孤儿，当时都已是白发苍苍的老人，但他们从未忘记宋美龄，每次宋美龄生日的时候，这些人都会聚集到宋美龄在纽约的住所，他们称呼宋美龄为"妈妈"。在那种场合，才可以体会到宋美龄的人格魅力，尽管她没有亲生子女，可是，这些孩子们对她的感激之情，正是她奋斗一生最可贵的收获。

如果说纽约的阳光是夕阳，那么可以说，即使是夕阳，它也是温暖的。正是因为这位老人能够坦然地接纳自我，乐天知命，她才得以延年，寿至106岁。

谈到这里，我想起明代养生学家吕坤在《呻吟语》中告诫人们，"天地万物之理，皆始于从容，而卒于急促。事从容则有余味，人从容则有余年。"正是这种对金钱、权势、恩怨的从容态度和行为方式使这位经常处于权力风口浪尖、饱经风霜的老人能够延年。让我们以宋美龄的故事共勉，像她那样注重健康，看淡功利，践行养生原则，有一个健康快乐的人生。

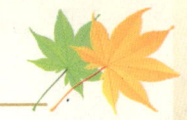

2. 120 岁的将军
——顺其自然的长寿秘诀

晚年惟好静，万事不关心。
自顾无长策，空知返旧林。
松风吹解带，山月照弹琴。
君问穷通理，渔歌入浦深。

——王维

在南北朝的北魏时，有位大将军名叫罗结，享年 120 岁。据史载，他是中国历史上罕见的长寿将军。长寿的"秘诀"何在？一个非常重要的因素是得益于"顺其自然"养生法。

罗结 100 多岁时还亲自指挥军队练兵，身体非常好，大家颇为惊奇，当时的皇帝太武帝很想知道其中的奥妙。有一天，太武帝早朝结束后，特地请罗结留下，免去君臣之礼，两人对饮畅谈。太武帝问："大将军年岁几何？"罗结回答："末将今年 107 岁。"接着，太武帝问将军的长寿秘诀是什么。罗结笑笑说："末

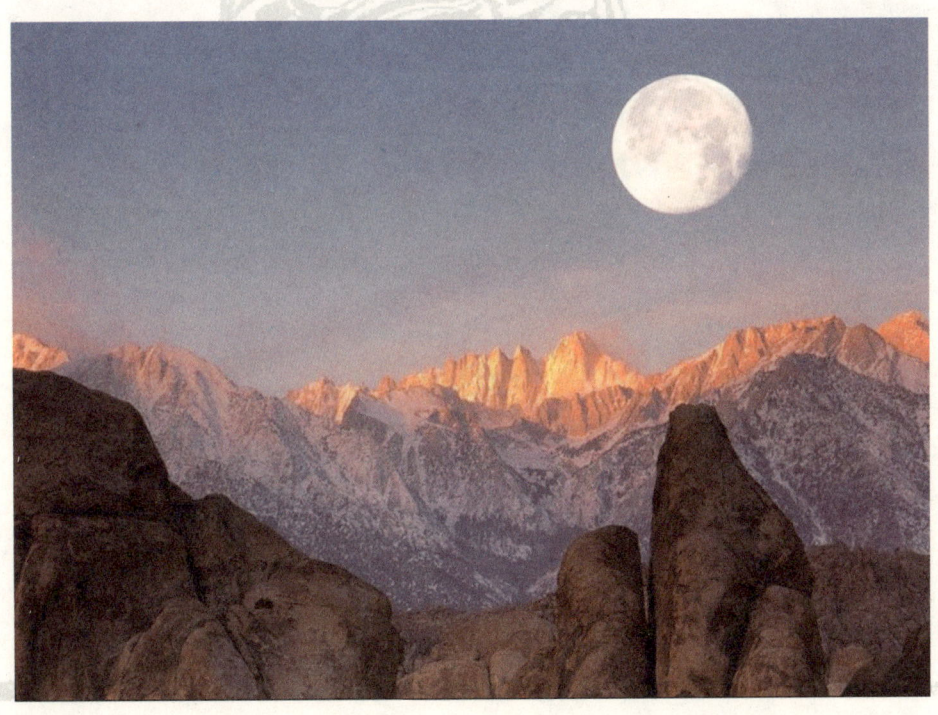

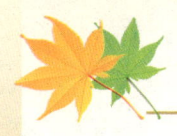

将从来不讲究长寿之道，不过有意栽花花不发，无意插柳柳成荫罢了。"太武帝大笑，说："大将军所言极是，世上许多美事，人们顺其自然，即不欲而得；相反，如果人们过分地追求它，反而得不到手。"罗结双手合掌叫好道："陛下英明！您用'顺其自然'四个字，概括了一个大道理。末将多年来，饮食有节，起居有常，作息有时，清心寡欲，少说多做，无忧无虑……这大概就是陛下说的'顺其自然'之意吧！"

接着，罗结又讲述了他如何"顺其自然"的若干事例。在讲到饮食时，罗结说："末将饮食从不挑剔，五谷杂粮，瓜果梨桃，粗茶淡饭，无所不吃，更喜猎物、野菜和野果。末将还常常以醋代酒。当然，爱吃的食物，从不多吃，更不曾过量。"说起起居，罗结说："末将起居，总是未雨绸缪，先寒而衣，先热而解，也从不睡懒觉。"又说："末将从少年起就喜锻炼体魄，百年来总是持之以恒，操练不辍。"太武帝若有所思地点点头。

罗结110岁时辞官归乡，住在朝廷为其修建的罗侯城中。其间，朝中臣吏登门请教"长寿经"者不断，直到罗结120岁无病而终。

这位大将军讲出了我们现代人非常缺乏的顺其自然的生活方式和心态。总结起来，可归纳为以下几方面：

（1）合理自然，忌于过度。干什么都要把握度，情欲过分会造成七情内伤，运动过度会造成运动伤病，饮食过度会导致消化不良。所以，从容养生就必须把握好度，做到合理自然。

（2）生活规律。顺其自然的生活方式包括规律的生活习惯，如每天按一定的时间起床、就餐、锻炼、看书报、睡眠等。人一旦对这些适应了，就得到人体生物钟的确认，到什么时候做什么事，如果突然改变这种规律，身体就不能适应，容易发病。许多疾病都发生在生活不规律的人群，如昼夜颠倒、暴饮暴食等。

（3）待人平和。现代人由于生活节奏加快，心情也时常不平衡，与人相处容易激动，遇到不顺心的事容易发怒，这样就会影响健康。所以我们与周围人要和睦相处，诚恳待人，襟怀宽广，坦然大度。情绪激动时要想到原谅别人并不只是对别人好，也是对自己心情的一种放松，其实也是原谅自己。

（4）得失淡然。志得意满时，骄傲自大尤不可，仍需谦虚，不狂妄，不忘乎所以，大喜也会伤身。身处逆境时，切忌自暴自弃，极易损心伤身。俗话说，人生不如意事十之八九，人生一世，往往失多于得。失意之时，可想想不如自己的人。当你为了没有一双漂亮的鞋而烦恼时，你要想想那些没有脚的人。要正确对待失意，泰然处之，平平淡淡顺其自然。

在这里，我送给大家一方小贴士。

小贴士

四大原则，八项注意

现代人所患的疾病与不健康的生活方式和行为方式有关，因此，践行健康的生活方式对防范现代病的发生甚为重要。给大家推荐四大原则：合理的膳食、适度的运动、规律的生活和良好的心态，这四项基本原则，一个也不能少。

另外，不吸烟、不饮酒、不过饱、不过度激动等都应严守不息。最近国外提倡一种名为新起点（Newstart）的健康生活方式，依次为：N—营养、E—锻炼、W—水、S—阳光、T—节制、A—空气、R—休息、T—信念。这八项称为"八项注意"，值得大家参考。

3. 多病的百岁寿星
——孙思邈的"十二少"养生法

养生有五难：名利不去为一难，喜怒不除为二难，声色不去为三难，滋味不绝为四难，神虚精散为五难。

——孙思邈

唐代名医孙思邈是我国历史上伟大的医学家、养生家，对医学、药学有很深的研究，被后世尊称为"药王"。他行医80余年，撰有《千金方》和《千金翼方》等医学名著。据史书记载，孙思邈活到101岁，也有史料说他可能享年在130多岁。不论怎么说，孙思邈都是一位年逾百岁的长寿者，这和他的养生之道是分不开的。

大家可能会想，这样一位百岁医家，一定从小就身体很好吧，实际上并不是

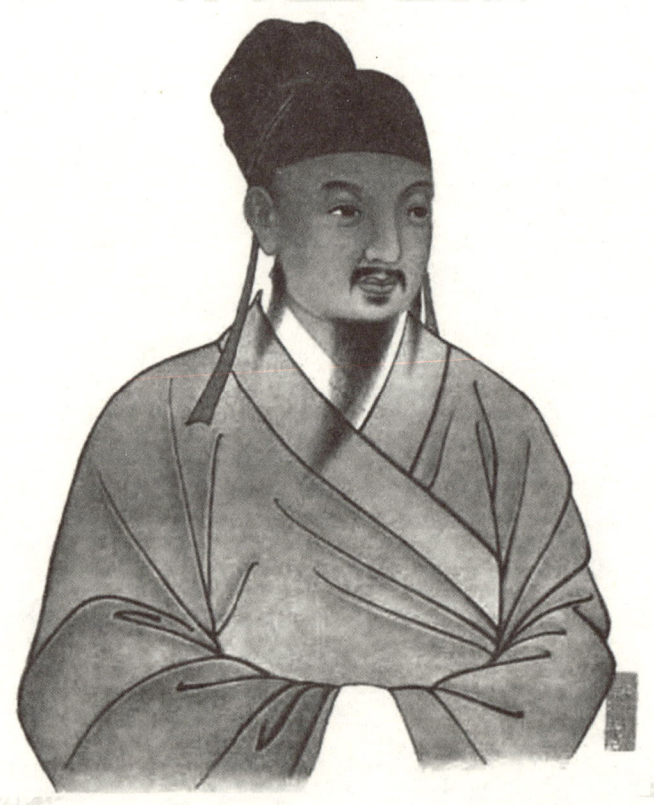

这样。孙思邈在《千金方》中写到："吾幼遭风冷，屡造医门，汤药之资，罄尽家产。"这说明他幼年时经常患病，四处求治，医药费用沉重得几乎倾家荡产。

为了改变体弱多病的状态，孙思邈很早就下决心攻读医学。只要听说某人在医药知识或养生保健方面有经验，他便不远千里前往拜师求教。他认为，每一个人都应当学习一些医药保健知识，这样才有利于安身立命。正因为孙思邈有这样的认识，在他20来岁时，就能给邻里和亲戚治病，而且病体经自己不断调理也逐渐得以康复，体质逐渐增强。这为他后来攀登长寿高峰打下了良好的基础。

孙思邈由病弱儿成为百岁寿星的经历，并不令人感到意外或奇怪。前几年美国人寿保险公司曾对数百名百岁老人做过调查，调查结论显示："体弱多病者往往是长寿的。"为什么呢？这是因为体弱多病者较自恃身体强壮者，往往更注重养生与保健。可见，重视养生与保健是非常重要的。

那么百岁老人孙思邈是如何养生的呢？我们从他的两部巨著《千金方》和《千金翼方》中总结出下面一些精髓，希望给繁忙的现代人提供一些养生的启示。

（1）养生先养神。孙思邈的养生观点放在首位的是养神，足见他对珍惜和保养精神的高度重视。孙思邈很赞赏晋代嵇康的观点："精神之于形骸，犹国之有君也。"意思是说，一个人的精神，就像一个国家的君主或元首那样重要。故孙思邈很重视思想情志修养，他认为无论喜怒哀乐，均须适度，尤其要禁戒大怒、大忧、大悲、大恐、大惊，任何情况下都要注意保持良好的心理状态。

（2）"十二少"养生法。孙思邈在《千金方》中提出了"少思、少念、少欲、少事、少语、少笑、少愁、少乐、少喜、少怒、少好、少恶"的养生方法，并明确指出，"行此十二少者，养性之都契也"。"都契"者，关键之谓也。可见"十二少"是孙思邈身体力行的养生之道。

所谓"少"，是与"多"相对而言的，寓有切莫"太过"之意。每个人都会有"七情六欲"，孙思邈认为，对待"思、念、欲、愁、乐、喜、事、语、好、恶、怒、笑"贵在一个"少"字，也就是要有节制，不要太过。堪称实实在在的中肯之言。

在生活中，难免有不如意的事情会使人发愁、动怒，但要尽量少发愁、少动怒——多愁伤肺，多怒伤肝。同样，过喜、过乐也会损精耗神，使人早衰折寿。近几年，国内外均有报道，佳节良辰时的死亡率比平时高，原因何在？就是违背了孙思邈的一个"少"字，过分喜悦、激动，暴饮暴食，超过了身体的"度"和"限"。现在，很多青年人自恃精力旺盛，为了贪一时欢乐，不惜违背正常的生活节律，或不间断地出入舞场，或通宵达旦地纵酒狂饮，经常过度消耗精神，

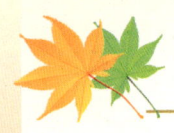

其恶劣的生活方式为以后的身体种下了病根、埋下了隐患。孙思邈的养生"十二少"对现代人的健康教育，有着深刻的指导意义。

（3）养生贵养形。所谓养形，就是保养形体，包括居住条件和起居作息等方面。孙思邈曾多次拒绝到京城做官，始终坚持居住在山村行医。"背山临水，气候高爽，土地良沃，泉水清美，如此得数亩平坦处，便可构居。"这是他对居住环境的要求。除了选择适宜的居住环境，孙思邈在日常生活中，还很注意起居作息的规律性，强调"起居有常，不妄劳作"。

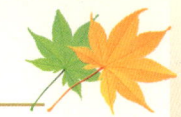

4. 幽禁的人生
——张学良的养生之路

著名的爱国将领张学良先生生于1901年6月1日，2001年10月14日逝世，终年101岁，是我国历史上最长寿的军事家和政治家之一。

"西安事变"和平解决后，蒋介石幽禁了张学良，时间长达半个世纪，辗转幽禁之地达十几处。幽禁期间，张学良除了垂钓、下棋、打网球等活动外，就是与于凤至、赵四小姐一同抄写资料，研究明史。大家都听说过被幽禁的生活是个什么样子，有首诗叫做"生命诚可贵，爱情价格更高。若为自由故，二者皆可抛"。在张学良的心中，仍然时时憧憬着自由的一天。

终于等到1949年，全国快解放了，张学良与赵四小姐两人，书不看了，球也不打了，双双携手并行在幽静的山道上，憧憬获得自由后的日子。张学良突然年轻了许多，脸上荡漾着爽心的笑意。赵四小姐更是兴奋，连服饰也讲究了许多，有时还摘一朵红灿灿的花别在胸襟上，像是随时准备去参加朋友们为她举行的聚会。

可是，几个月过去了，1949年接近尾声，自由仍迟迟没有降临。热烈的期待凝固了，张学良终于大彻大悟，他再也没有必要对蒋介石的"仁慈"抱任何奢望了，自由不会属于他了。也许正因为如此，他才挣脱了久久存于心中的幻想和羁绊，忘却了多年来无休止的纷扰和矛盾，又全身心地重新投入到那一堆发黄的史书中。

经历了年轻时戎马生活，又忍受了半个世纪非人道的幽禁，谁也没有想到，张学良先生竟然活了101岁。有人认为这是个奇迹，也有人认为这是"无心插柳柳成荫"——幽禁生活成全了他的高寿。因为论体质，他并不强壮，年轻时又曾纵情声色，且得过肺病；论条件，他中年后即被长期幽禁，也可谓历经艰辛。但他毕竟硬朗地走过了一个世纪。这当中有什么奥秘呢？我们通过对张学良日常生活的探究，可以看出他的一些养生之道。

（1）爱读书。张学良幽禁生活50年，读书是他生活的一个重要组成部分，有诗为证："十载无多病，故人亦未疏。余生烽火后，惟一愿读书。"这是张学良真实的心境写照。当时在幽禁时读书，也是有"目的"的。正如张学良所述："重获自由后我很想到某个大学去做一名历史教授，比如到台湾大学去教明史，

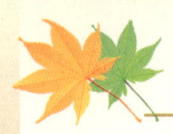

或者到中央研究院历史研究所去当个研究员。要不然，就学朱熹和王阳明，设斋讲学，培养弟子。"

（2）怡养性情。俗话说，"养生重在养心"。张学良将军年轻时脾气急躁，风风火火，中年以后他身陷囹圄，性格开始改变。他学会了控制情绪，逐渐地以冷静的心态自我调整激愤的情绪。他于闲中学习中医，"多怒则百脉不舒"的医理给了他很大的养生启迪，使他警醒。被蒋介石"背信弃义"地无理幽禁，而且旷日持久，对于任何一个人来讲，都是令人愤慨的事，更何况对于这样一个胸怀抱负的将军。当遭遇不平之事时，他常采取转移怒火的方法，以平息心头积愤。例如当受到特务们不公正待遇时，为把积愤和火气发泄出来，他往往会突然唱起京剧来，什么《空城计》、《打棍出箱》的段子，随便拣起一段就唱。这样做，既可转移心中怨愤，又可将怒火宣泄出来，达到不让积愤埋心底，防止怒气伤肝脏的效果。其次，他尽力做到凡事"不急"。在台湾幽禁时，他曾以"勿急躁"三字自警，把自警之语写在大白纸上悬挂于壁，朝夕自省。他曾说："勿急躁，欲速则不达，古有明训。急则生躁，躁则厌心生。"他学会了回避矛盾的自控方法，凡不愉快的往事，尽量不想，善于让自己的心绪处于恬静的状态，做到不怒、不烦、不躁。由于长期受到幽禁和死亡的威胁，张学良也养成了对待死亡的豁达态度，他曾说："如果知道明天我被枪毙，今天晚上我仍能睡得又甜又香。"这是他身处逆境却能始终泰然，不生病、不郁结，保持健康的成功经验。

此外，张学良将军还以钓鱼、弈棋、养花、养鸟、种菜等作为休闲活动。张学良将军幼年时就喜欢垂钓，经常邀一些垂钓迷去河边湖畔扬竿。1937年初，张学良被软禁在浙江奉化雪窦山，那里溪流飞瀑，湖泊众多。张学良同赵四小姐每天去武林公园垂钓，通过垂钓强身健体，随时准备重返战场，消灭日本侵略者。

张学良与赵一荻还酷爱兰花，栽培了许多兰花，以兰花为乐，用兰花陶冶性情。他们研读过很多养

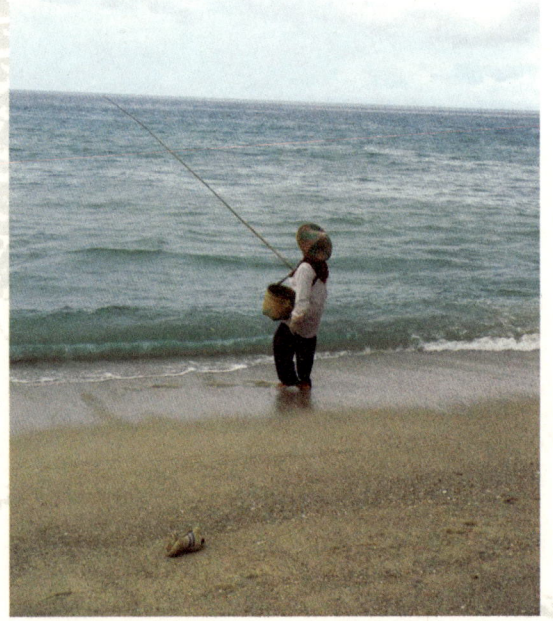

花的书，不但能精心培育兰花，而且还精通赏兰，每次赏兰，张学良都极其仔细，对兰花的优劣评价很内行。

（3）户外运动。张学良在德国学习航空驾驶时，爱上了网球运动，他经常挥拍上阵，练得一手很不错的球艺。回国时他带回一副高质量的网球拍，从此，这个心爱的网球拍便与他相伴。

在幽禁生活中，张学良仍坚持户外活动，尽量每天到户外晒晒太阳、做些运动。1940年，他被软禁于贵州省修文县阳明洞。阴暗潮湿的环境很难让人适应，为此他向军统人员提出增加户外接触阳光的机会，经多次力争，获准每天2小时户外活动，如有太阳还可不受时间限制。只要太阳出来，他就会坐在日光下，饱享阳光的沐浴。因为他从一本外国营养专家写的书上得知，经常接受日光浴的人，寿命可比一般人延长1/3。

但到1995年后，张学良的体质已不适于室外的有氧运动，但他的家庭医师认为，他不能运动，至少也要到室外进行必要的活动，并建议他把时间安排在傍晚时分，因为此时空气中大量有益人体的氧气正在不断增多，置身其中是大有裨益的。

（4）节制饮食。张学良晚年时医师要求他节制饮食。生活在寂寞山水中的他，平时饮食难得改善，偶有佳肴，素为"美食家"的他，难免贪食。中年时他曾一度发胖，这对养生是不利的。后经医师指导，他悟到"少吃多得益，多吃不得益"的道理，开始节制饮食。70岁以后，他保持了不易诱发高血压、动脉硬化等心血管疾病的好体质。

多饮白开水也是医师给他的建议。张学良早年有饮咖啡、喝浓茶的习惯，医师多次劝告他少饮或不饮咖啡，因为咖啡的强烈刺激可能诱发心血管疾病，而多饮白开水，可稀释黏稠的血液，水的养分也便于正常吸收，有利于健康。

（5）防治感冒。晚年时，张学良的私人医生克威·詹姆斯提醒他们夫妇俩：老年人要把防治感冒当作头等大事。因为老人体质十分脆弱，各脏腑器官大多处于生理机能减退时期，这时如频繁遭受寒气侵袭，很易引起内脏病变。尤其须警惕感冒、支气管发炎等，可能因此导致神经系统疾病和心脏病的猝发。

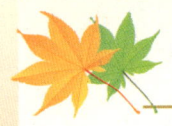

5. 以画明心，以志养生
——白石老人的长寿之道

齐白石（1863～1957），湖南湘潭白石铺人，是中国最知名的画家之一。1957年，齐白石老人在北京逝世，享年93岁。齐白石一生视书画为自己生命不可缺少的一部分。在书画中，以画明心，寄情托志，以志养生。

齐白石早年曾做过雕花木匠，后学习诗文、篆刻、书法、绘画，从此以卖画、刻印为生。这位从乡间木匠到艺术巨匠的老人，人生中充满了传奇色彩。他历任北京国立艺专教授、中央美术学院名誉教授、北京画院名誉院长、中国美术家协会主席等职，曾获国际和平奖。在他诞辰100周年之际被誉为"世界文化名人"。就连世界著名画家毕加索都曾经说过："我不敢去你们中国，因为中国有个齐白石。"齐白石的书画融众家之长，让人感觉雄健清刚、浑厚苍劲、气象旷达。他的篆书游离于正统之外，形成自己别具一格的奇、古、劲、健，气势盈满的篆书风格让人感觉气势雄伟、波澜壮阔。齐白石以红花墨叶两色花卉与浓淡几笔蟹虾，形成自己简练淳朴、色彩鲜明、富于生活情趣的独特画作风格。让人感到简括大气，率真自然。

在20世纪50年代，中国的九旬老人还很罕见，白石老人不仅在画艺上令人称奇，在养生上也是大家羡慕的对象，许多人登门拜访，询问长寿的秘诀，但白石老人总是一笑置之。后来，其身边的人通过回忆，才总结出了一些他与别人不同的生活方式。

（1）生活俭朴。齐白石不仅在画中追寻一种返璞归真的感觉，在生活上也推崇简单纯朴的生活方式。1922年以后，齐白石在国际、国内画坛上已是名声鹊起，有"南吴（昌硕）北齐（白石）"之称。但

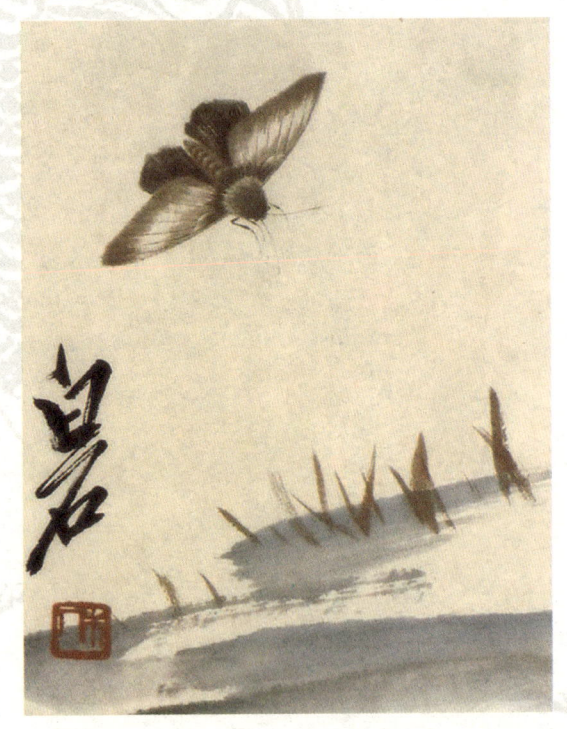

是，齐白石在物质享受上从不计较，脑子里从未想过坐汽车、住洋房、享清福、图安逸。他仍然穿着蓝布袍子行走于市井，甚至参加大型宴会。他不慕虚荣，不图富贵。生活上严格要求自己，吃饭多是普通蔬菜，粗茶淡饭，很少吃鸡鸭鱼肉，从不花钱去买高级佳肴、补品求长寿，戒烟戒酒。他吃饭是量米下锅，几个人几勺米，决不浪费。如果有友人来访，也一律清茶相待。

（2）心胸开阔。据其女儿齐良芷回忆，白石老人平时从不发脾气，如他刚搬进北京作画时，不少人背后议论说："泥腿子也想进京当画师？"他听后不恼不怒，只是依旧作画，结果一举成名。到了晚年，白石老人喜欢拉二胡，经常自编、自拉、自唱，拉着拉着就变得高兴起来，一切烦恼皆抛到九霄云外。

熟悉齐白石老人的都知道，他有一句座右铭："人誉之一笑，人骂之一笑。"他自己称为"两笑"。

"人誉之一笑"，是因为他头脑很清醒，知道学无止境，天外有天。画坛流派纷呈，各有千秋，人家尊自己是大师，自己却万万不能以大师自居；所以，尽管白石老人长期生活在荣誉与花环中，被尊为人民艺术家、中国美术家协会主席、人民代表大会代表、国际和平奖金获得者等称号，但既不得意忘形、也不固步自封，而是很洒脱通达地"一笑了之"。

"人骂之一笑"，是因为饱经风霜又看惯世态炎凉的白石老人深知，由于各人欣赏眼光不同，对同一幅艺术作品，喜欢者可能会捧到天上，厌恶者可能会踩在地上，且不说还有人心存偏见或嫉贤妒能。所以，不必太在意外界的风风雨雨。骂声、嘘声、倒喝彩，虽然也难免会声声入耳，但这个耳朵进、那个耳朵出也就是了，从不留在心里。

齐老一生心胸宽广、豁达开朗、宁静淡泊、荣辱不惊，从不大喜大悲，也不斤斤计较，真正可谓"不以物喜，不以己悲"。他还给自己立了养生之"七戒"——戒酒、戒烟、戒狂喜、戒悲愤、戒空想、戒懒惰、戒空度。即使他获得国际和平奖，作品入选国际画展，仍以平静之心对待，一生坚持不断地学习，对于所画的每一个细节都精益求精。正是这种"宁静以致远"的心态，让齐老坦然面对世事的沧桑变革和人间的悲欢离合，悠然自得地走完自己的人生之路。

（3）勤劳动。白石老人在自己的"七戒"中即告诫自己不要懒惰，他虽然一天大部分时间都在作画，但他从没忘记劳动，在作画之余经常参加一些体力劳动。他每天早晨即来到自家的菜园，或者松土，或者锄草，有时还端起粪勺子施肥。此外，齐老非常注重生活自理，衣食住行全靠自己劳动，缝补衣服、洗刷碗筷、打扫卫生等，能自己操办的决不求助他人。既不给别人添麻烦，同时还锻炼了自己的身体。

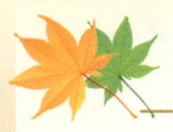

莫烦恼

莫要烦,莫要恼,烦恼之人容易老。
世间万事怎能全,可叹痴人愁不了。
任何富贵与王侯,身后都是埋荒草。
放着快活不会享,何苦自己寻烦恼。
莫要烦,莫要恼,明日阴阳尚难保。
双亲膝下俱承欢,一家大小都和好。
粗布衣,菜饭饱,这个快活哪里讨。
富贵荣华眼前花,何苦自己讨烦恼。

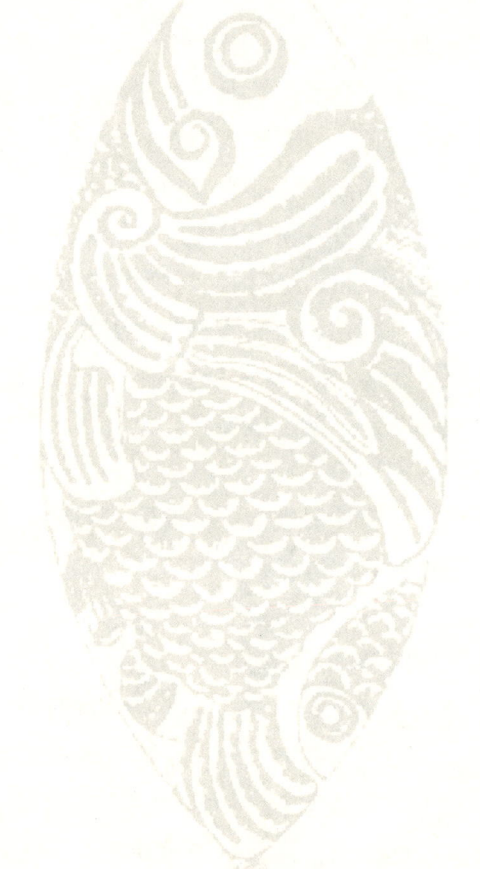

6. 书画伴一生

——书画家长寿之谜

健康——富人的幸福，穷人的财富。

——英·琼森

健康犹如真正的朋友，不到失去的时候，不知道他的珍贵。

——英·培根

已饥方食，未饱先止。以自然之道，养自然之生，而尽其天年，比自古圣智之所同也。

——欧阳修

传说，隋炀帝有一次重病缠身，请了很多宫中御医，精心调治，却无奈百药无效。经过推荐，有一名民间名医应召进宫治病。一番望闻问切后，名医送来两幅画让其观赏，隋炀帝谨遵医命，令人把画挂于卧室壁上。其中一幅《京都无处不染雪》气势磅礴，只见雪落乾坤，漫天皆白。隋炀帝看得入迷，顿时觉得心脾凉透，积热随即消退。另一幅《梅熟季节满园春》，只见满枝熟透的梅子。隋炀帝看后顿时满口生津，垂涎欲滴，口干舌燥逐渐消失。于是每日反复细细观赏，犹如进入了画中，忘却了病痛。就这样，半月之后，隋炀帝的病竟慢慢好起来了。于是，隋炀帝把名医宣进殿内，准备大赏，名医闻听，却说什么也不敢要封赏，对隋炀帝说，"是您自己治好了自己的病啊。我虽然向您推荐了两幅画，但是您自己天天看它，不知不觉地身临其境。冰雪能退心火，而酸梅能健脾生津。您每日看画，忘记了病痛，使心胸开阔，加快了病愈的速度，这不是您自己治好了自己的病

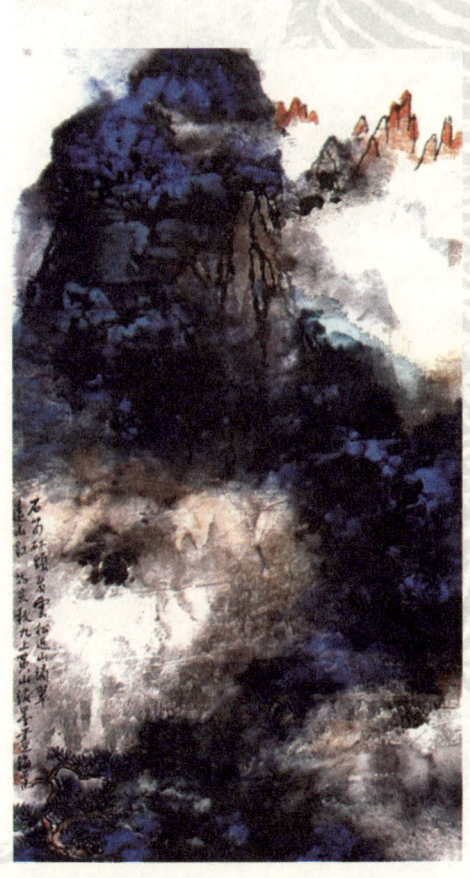

吗？"隋炀帝听了恍然大悟。

读了这个神奇的传说，我们不难体会到，这虽然在某种程度上夸大了中医的作用，但是从我们现代医学的角度来看也不无道理，这至少是一次成功的心理治疗。而人是"形神统一"的，心理健康了，疾病自然就好了一半。

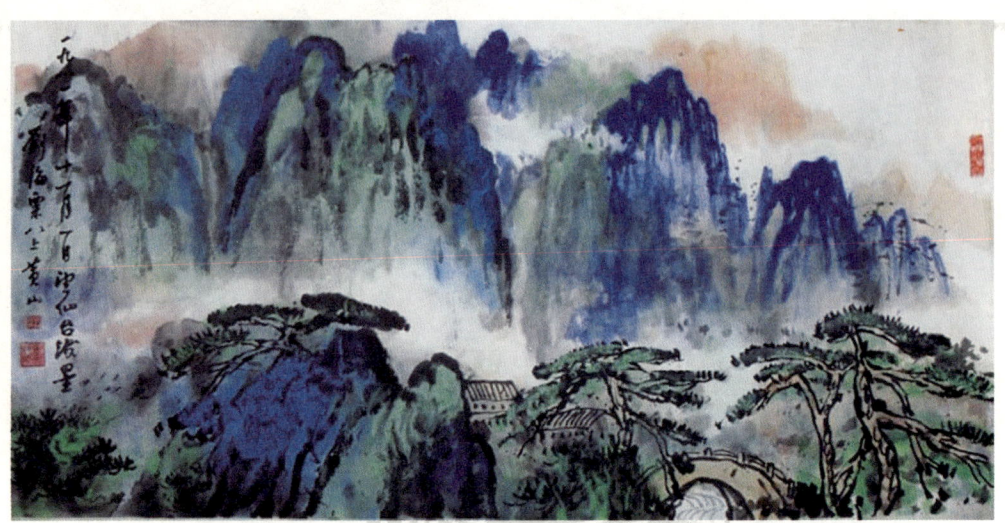

大书画家刘海粟，1896年3月16日出生于江苏常州市，1994年8月7日在上海仙逝，享寿98岁。刘海粟一生历尽坎坷。1912年他17岁时创办上海美专，1914年开创我国用人体裸体模特作写生对象授美术课之先河。因此他招来了浊浪毁誉之打击，蒙受了"艺术叛徒"罪名的耻辱。后来的"文革"，他几度蒙难。直到1979年获平反，才云开雾散，重见天日。刘海粟一生虽历经沧桑，屡遭磨难，但他人老心不老，神爽骨健，气宇轩昂，尽享天年。

为什么书画家大多长寿呢？笔者总结出了以下几点。

（1）作画过程即是运气功。刘海粟曾深有体会地说："作画要弯腰、甩臂、动身，写字须身直、头正、腕平。每天进行这一系列活动，犹如每天打一套太极拳。运笔过程还需'缓缓地吸气，徐徐地运笔'，又像做了一遍气功。"寥寥数语，道破了书画家高寿之秘。

唐太宗李世民也是个书法迷，他对习书曾有这样的名言："欲书之时，当收视返听，绝虑凝神，心正气和。"这里所说的"收视返听"和"绝虑凝神"是指习书者习书时心要完全平静下来，排除一切杂念，达到思想高度集中。在姿势方面，他指出，"肩欲其平"、"身欲其正"、"两手如抱婴儿"、"两足如踏马镫"。

这"肩平"、"身正"、"手抱"、"足踏"的一系列姿势和"心正气和",与中国气功不谋而合。

（2）书画家写生即是运动。常言道："生命在于运动。"刘海粟一生喜欢游览名山胜川,不怕山高路远,不惧车船颠簸,不畏旅途跋涉。多年的爬山写生,给了他一副硬朗的身体。众所周知,海粟老人十上黄山,并且登越过娄山关天险,寻访过遵义会议故址。晚年他客居香港,还多次到海外许多国家讲学授艺、浏览异国他邦的风景名胜。平时在家,海粟老人从不贪图安逸,而是坚持安步当车,能不坐车就不坐车,日行千步,对身体大有裨益。

（3）书画家大多心胸开阔。在这方面,更有许多真实生动的例子。刘海粟毕生致力于中国画与西洋画相互交融的艺术探索和实践。数十年间,风霜刀剑时时向他袭来,但他始终抱着乐观宽容的处世态度。正如他所说："我若没有一点人生的智慧,没有海纳百川的胸怀,是不能走到今天的。我对什么磨难都能容忍,都看得开,放得下。"改革开放之后,社会上一些不义之徒,盗用他的姓名,以赝品字画在国内外市场上高价售沽,发了横财;刘海粟闻知,均以宽恕忍耐对之,从不耿耿于怀,得以保持心理平衡和身体健康。在拜金主义盛行的今天,人们也许料想不到,蜚声中外的书画艺术大师刘海粟死后,竟然两袖清风。

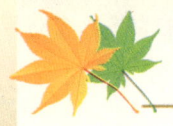

7. "我姓钱，但不爱钱"
——长寿老人钱学森

钱学森被誉为"中国航天之父"、"中国导弹之父"和"火箭之王"，2009年10月31日这位伟大的科学家告别了人世，享年98岁。钱学森1911年出生在上海市，1934年毕业于上海交通大学，于1935年考取美国麻省理工学院进行深造学习，并于1936年转入加州理工学院继续学习，拜著名的航空科学家冯·卡门为师，学习航空工程理论。钱学森学习十分努力，3年后便获得了博士学位并留校任教。在冯·卡门的指导下，钱学森对火箭技术产生了浓厚的兴趣，并在高速空气动力学和喷气推进研究领域中突飞猛进。不久，经冯·卡门的推荐，钱学森成了加州理工学院最年轻的终身教授。

可以想象，终身教授在国外会有很光明的前途。可是，当中华人民共和国成立后，钱学森毅然对妻子说：咱们回中国去，那里更需要我。

为了阻止钱学森回国，美国当局非法拘捕了他，审讯时检察官问："你认为应该为谁效忠？"钱学森答："我应该效忠于中国人民。"问："你要带所有资料回到中国内地，去干什么？"答："这是我知识的一部分，它是属于我的。"问："你打算用到共产党中国去吗？"答："这是我的财产，我有权要给谁就给谁。"于是，美国当局就把钱学森软禁起来。1955年9月，钱学森历经波折，终于回到祖国。

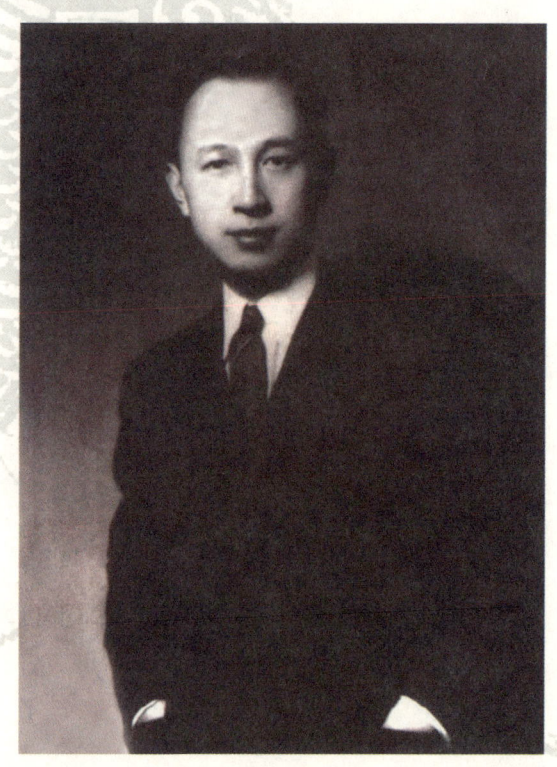

回国后，为了提高我国的国防能力，保卫我们国家的安全，1956年10月8日，我国第一个导弹研究机构——国防部第五研究院成立，钱学森被任命为第一任院长。在钱学森的指导下，经过艰苦的努力，1960年10月，我国第一枚导弹终于制造成功。

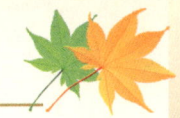

虽然钱学森是我们中华人民共和国的功臣，但他一生生活俭朴，待人谦和，这正是他长寿的秘诀。

（1）生活俭朴，行事低调。如果你有机会走进北京阜成路航天部大院钱老家中，你会发现，钱学森的家和普通老百姓的家几乎没什么两样。室内陈设朴素大方，家具、地板因为年代久远，甚至显得有些陈旧。

有一次，钱老过生日，报社记者送去了花篮，但并没有当面见到钱学森。被家人婉拒道："钱老主要在家静养，基本上不见任何客人。"

晚年生活中，钱老每天除了浏览《人民日报》等传统大报大刊，还喜欢听广播，但是却从不看电视。钱学森的儿子钱永刚介绍说，这是他早年在美国任教时养成的习惯，那里的教授们为了专心工作，多少年来从不看电视。并澄清说，父亲从不抽烟，也不喝酒，这是他一生坚持的原则。

钱学森对吃也没什么讲究，饭桌上经常是粗茶淡饭，他却经常知足地说："四菜一汤就挺好。"

（2）胸怀坦荡，淡泊人生。众所周知，"我姓钱，但是我不爱钱"是钱学森的至理名言，也是他的财富观，并体现在日常生活中。钱学森做人有四条原则：不题词；不为人写序；不出席应景活动；不接受媒体采访。"宠辱不惊，看庭前花开花落；去留无意，望天上云卷云舒"，钱学森就是这样淡泊人生，胸怀坦荡。对比我们今天的一些所谓名人，做出了一点点的成就，就经常大言不惭地向社会索取，就出演各种广告、出席剪彩，而没有钱老埋头做学问的精神。同时，这些人心态浮躁，也不利于个人的养生。

（3）热爱艺术。钱学森不仅是一位有杰出成就的科学家，而且十分爱好音乐，他的爱人就是一位音乐工作者。钱老曾说过："在我工作遇到困难而百思不得其解的时候，往往是老伴蒋英的歌声使我豁然开朗，得到启示。"他认为，音乐也给了他很大的慰藉。"苦闷时，歌声能使我豁然开朗"，听音乐也是钱学森主要的休闲养生方式。

除了音乐，钱学森自幼热衷于水墨丹青，中学时代还是有名的铜管乐手，曾是学校铜管乐团的重要成员。在上海交通大学学习期间，还是一位出色的圆号手。

可见，老一辈的科学家，不仅在学术上让我们叹为观止，更在修身、养生上成为我们年轻人的楷模，尤其他对于金钱的态度，让我们这些处于新时代的年轻人获益匪浅。

8. 穿衣三分冷，吃饭留点饥
——长寿名人的饮食观

神龟虽寿，犹有竟时；
腾蛇乘雾，终为土灰。
老骥伏枥，志在千里；
烈士暮年，壮心不已。
盈缩之期，不但在天；
养怡之福，可得永年。

——曹操

清代养生家石成金指出：食宜早些，不可迟晚；食宜缓些，不可粗速；食宜八九分，不可过饱；食宜淡些，不可厚味；食宜温暖，不可寒凉；食宜软烂，不可坚硬；食毕再饮茶两三口，漱口齿，令极净。

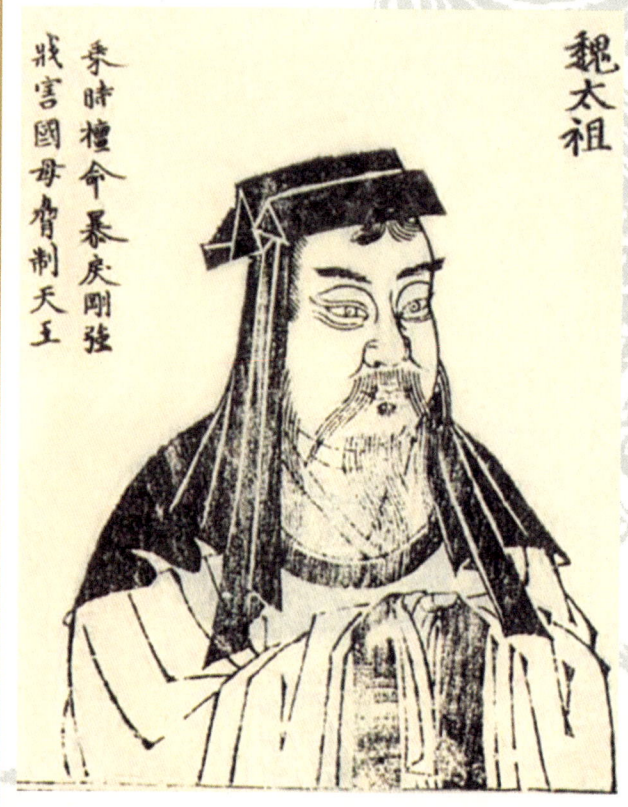

古今中外，有很多长寿老人，我们现在把他们对于饮食的养生观总结如下，希望能给探讨养生的朋友们一些借鉴。

（1）主张少食。被后人尊为药王的孙思邈年逾百岁。他的主张是"四体勤劳，节制食欲，细嚼慢咽，饭后盥漱，睡眠充足"。这正与我们现代人对于养生的认识不谋而合。

享年110岁的陈椿老人总结了"穿衣三分冷，吃饭留点饥，食前汤小碗，饭后果半斤，住房宜整洁，光气

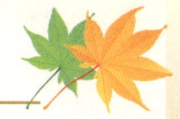

常使通,常行宜急走,一日三哈哈,神灵得慰藉"的少食养生观点。

著名文学家姚雪垠有健身七律:不吃过量之食,尤其晚饭量要少,不吃零食;不饮过量之酒,烈冷酒不喝,专饮自泡的有营养的药酒;不吸烟;早睡早起,有劳有逸;坚持锻炼身体;重视牙齿保健;心胸开阔,积极乐观。

主张少食的人还有李宗仁的夫人李秀文,她享年102岁,她的长寿格言是"吃饭留三口,饭后百步走"。

(2)食粗粮。百岁老人马寅初是我国著名经济学家、人口学家、教育学家。马寅初的长寿秘诀是"热冷浴,食燕麦"。马老每天早晨必食燕麦。燕麦粥的食法很简单:将50克燕麦片放入250克开水中,煮2分钟即可,再佐以熟鸡蛋一个,长期坚持不懈。据研究,燕麦中含有大量的人体必需氨基酸,其中蛋氨酸、色氨酸、赖氨酸等的含量都比其他粮食高出很多倍。燕麦还含有大量的不饱和脂肪酸、亚油酸、维生素E、维生素P以及钙、铁等,这些有效成分对防止老年性疾病具有特殊功能,对防止血脂升高、改善血液循环、调整性腺功能、延缓衰老等具有显著功效。

享年100岁的夏征农的饮食特点是"四瓜(冬瓜、丝瓜、苦瓜和南瓜)当家",并且十分重视自我按摩。他认为常食瓜果、粗粮就是他的长寿秘诀。

(3)素食为主。众所周知,西方国家以肉食为主,但活到91岁的英国前首相丘吉尔的饮食习惯则不然,他最爱吃新鲜蔬菜和水果,很少吃肉食。他非常重视饮食养生,曾多次修改为他制定的食谱,将其中脂肪量很高的肉食去掉,换上他爱吃的青菜。他酒也喝得较少,从不贪杯。这种良好的饮食习惯,有效地保护了他的心血管系统。

(4)饮食多样。当代文坛巨星郭沫若享年86岁,其长寿与其讲究饮食多样性有着十分密切的关系。他在饮食上一向很俭朴,不讲求大滋大补,力求日常饮食多样化,最大特点是不忌口、不偏食,主食以大米为主,兼吃粗、杂粮。他的食谱时常变换,如面条、馄饨、炒面、发糕、烧饼、豆包、麦粥等,他尤其喜欢在发糕里掺和一定数量的玉米面,夏令则偏好食用绿豆稀饭。郭老还喜欢采用一些野菜和植物的叶、茎、花等做膳食。

野菜营养丰富、味道鲜美、少受污染,而且医食同源,既可当菜食用,又能疗疾保健。郭老的少荤多素、兼食野菜的饮食习惯,既符合营养卫生,又利于防病健身。

医学研究证实,饮食无度,尤其长期大量荤食,容易造成营养过剩而诱发心血管病、糖尿病、肿瘤等"现代文明病"。由于每种粮食的营养成分不完全相同,如能把几种粮食搭配食用,就可以营养互补,有益健康。

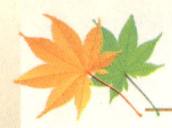

9. 长寿名人告诉你

大文豪巴尔扎克专注于写作，一度忽略了健康。据说有一次他心脏病突然发作，徘徊在生死边缘，躺在病床上，他问医生："我还能活半年吗？"医生摇头。"6星期如何？"医生又摇头。"至少6天总可以嘛！我还可以写个提纲。"医生的回答是："您还是马上写遗嘱吧。"面对无情的病魔，巴尔扎克没有恐惧，也没有等死，而是置生死于度外，一头扎入写作中，达到了忘我、忘病、忘记死亡的境界，从而把医生认为6天都没有的"弥留"期，像拉面线一样，拉成了二十几年，创造了人间奇迹，获得了长寿。

我们很多人也许做不到巴尔扎克那样豁达，但是他对生命和生死的态度值得我们学习。也正是这种无畏的态度救了他，让他得以在忘我的工作中延年。放眼古今中外的长寿名人，他们在长期的生活实践中总结出了许多养生的经验，笔者归纳如下，希望能对重视养生的您有所启迪。

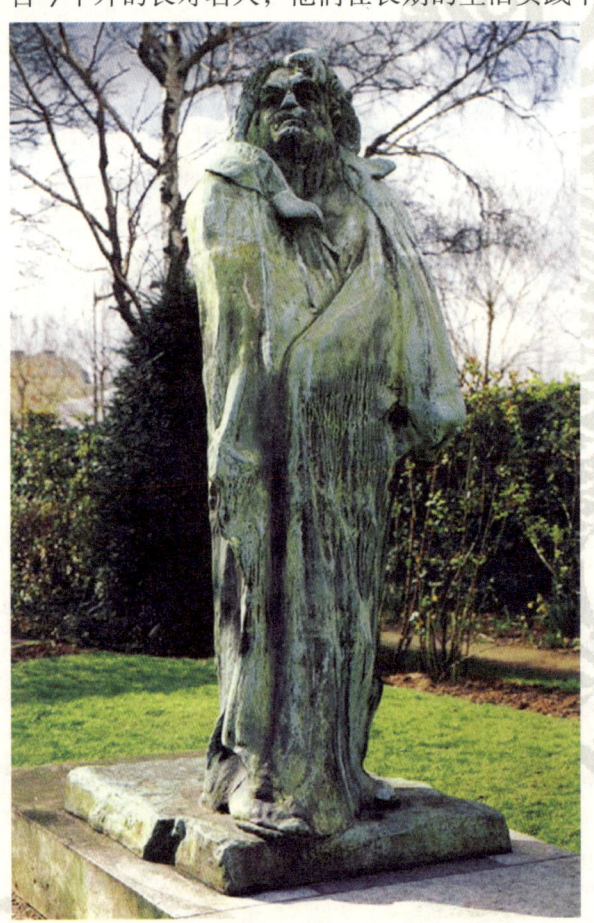

（1）坚持体力活动。宋代著名爱国诗人陆游享年85岁。他胸怀烈烈、铁骨铮铮，一生作诗很多，留存至今的就有9000余首。陆游不仅爱食粥，并且"行年七十尚携锄"，直至81岁时，还"白首还家自灌园"。简短的两句诗勾勒出了陆游热爱劳动、自我保重的情景。

我国唐代著名诗人白居易享年74岁。他一生坎坷，遭受到许多沉重打击，但他开朗豁达，心情闲适，晚年致力于诗歌创作，在短短的4年里创作了400多首诗歌。同样，坚持体力活动也是白居易长寿的原因之一。他晚年在洛阳的10年生活中，坚持运动，四处游山玩水。洛阳附近的金谷涧、香山寺、尤山门以及嵩山、王屋山等处，都留下了他的足迹。

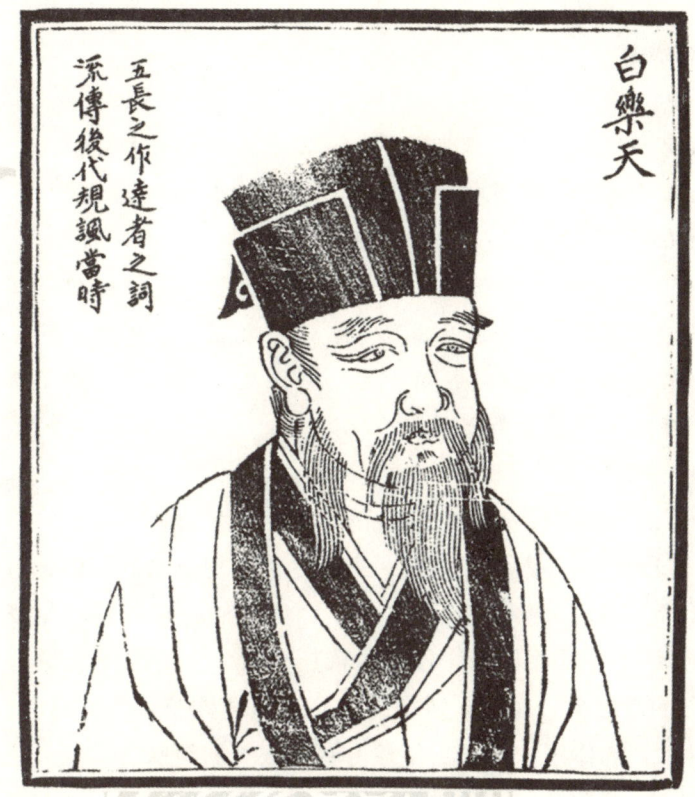

（2）生活规律。国民党元老张群96岁时，由于养生有道，健康状况仍良好。他根据自己养生的经验，就养身、养心、养慧、养量、养望等五个方面写了一本书，还编了一首"不老歌"。歌词大概是这样：起得早，睡得好；七分饱，常跑跑；多笑笑，莫烦恼；天天忙，永不老。

邓颖超是老一辈无产阶级革命家，谈到长寿问题时，她认为"情绪乐观，意志坚强；生活有序，作息有常；一日三餐，定时定量；锻炼身体，坚持经常"是十分重要的。

（3）心理平衡。著名作家冰心是我国文坛泰斗，在她90岁时，仍身板硬朗，时有新作问世，她的长寿之道是"在微笑中写作"。她说："写作使我增加了旺盛的活力。"她把写作视为与病魔做斗争的一种手段，也是使自己身心快乐的重要方式。冰心老人在94岁高龄时，题写过一副养生对联："事因知足心常乐，人到无求品自高。"此联道出了"知足"、"无求"能够养生的道理。

正像宋代周守忠所说："知喜怒之损性，故豁情以宽心；知思虑之销神，故损情而内守；知语烦之侵气，故闭口而忘言；知哀乐之损寿，故抑之而不有；知

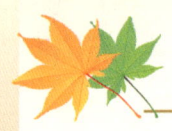

情欲之窃命,故忍之而不为。"注意情绪的调适和平衡,对于我们现代人养生保健也是很有启发的。明代医学家江绮石也说:"节嗜欲以养精,节烦恼以养神,节愤怒以养肝,节辛勤以养力,节思虑以养心,节悲哀以养肺。"也是这个道理。

(4)难得糊涂。

传说古代有位道士一直在云游四方,探求长寿的仙丹妙药。有一次,他听说某处有一位百岁老人,于是辗转找到这位老者,急切地探问长寿之道:"汝何以长寿?秘诀何在?"老者答曰:"吾无甚秘诀,吾信'三不知'而已。"道士连忙问什么是"三不知"。老者从容地捋着银白的胡须,说:"一曰不知世事,二曰不知生死,三曰不知有身。"道士细究老者话中之理,不由得笑而叹服。细想起来,老者信奉的这三个"不知",有一定的科学道理。它既是老年人的修身养性之道,也是老年人的健康长寿之道。

不知生死,不知有身,是一种忘我的境界。这位百岁老人恰恰道出了最朴素的养生原则,如果老年人做到了忘我,平日尽量少想自己的年龄,这种心态会使人感到总是年轻。现代医学研究表明,"年轻化"的心态会促使免疫功能"年轻化",使其增强活力,从而使人体各个器官功能得到全方位的巩固和提高。在这种"三不知"的基础上,加上生活有节有序,饮食调整得当,培养一两项爱好,更能起到养性怡情的作用,对于延年益寿会有很大的帮助。

图说行为决定健康 2

第（四）篇 其他

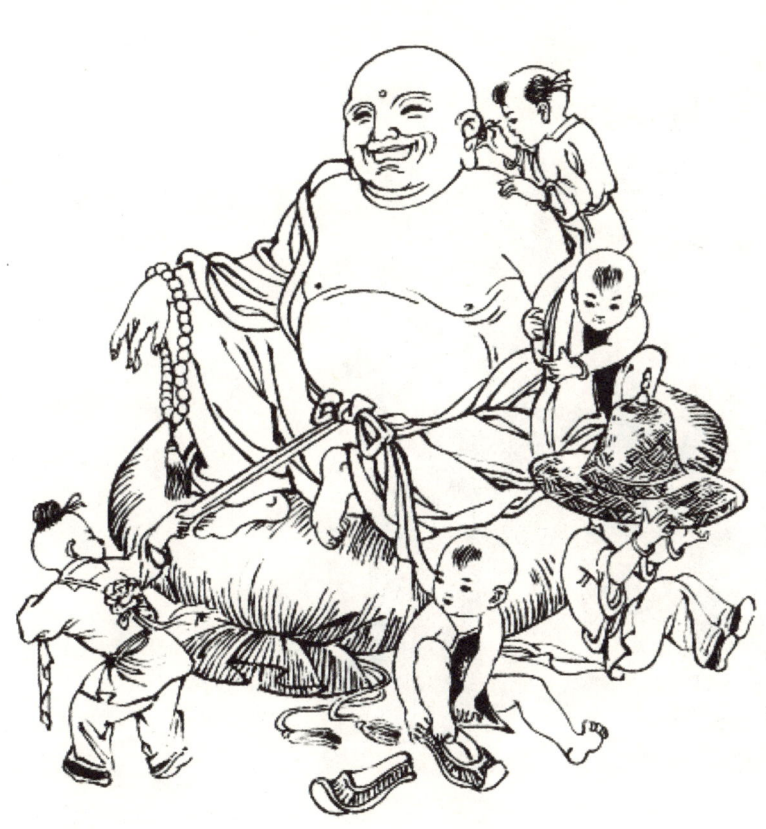

1. 忍者康

　　有人说：人生有多少事，需要忍；人生有多少欲，需要忍；人生有多少情，需要忍；人生有多少苦，需要忍；人生有多少痛，需要忍；人生有多少话，需要忍；人生有多少气，需要忍。

　　忍是一种眼光、一种胸怀、一种领悟、一种人生的技巧、一种大智慧。忍得一时气，免得百日忧。退一步海阔天空，忍一时气风平浪静。古今中外类似的例证数不胜数，倘若做好了，何止免得百日忧，更重要的是能让人身心健康，生活快乐。

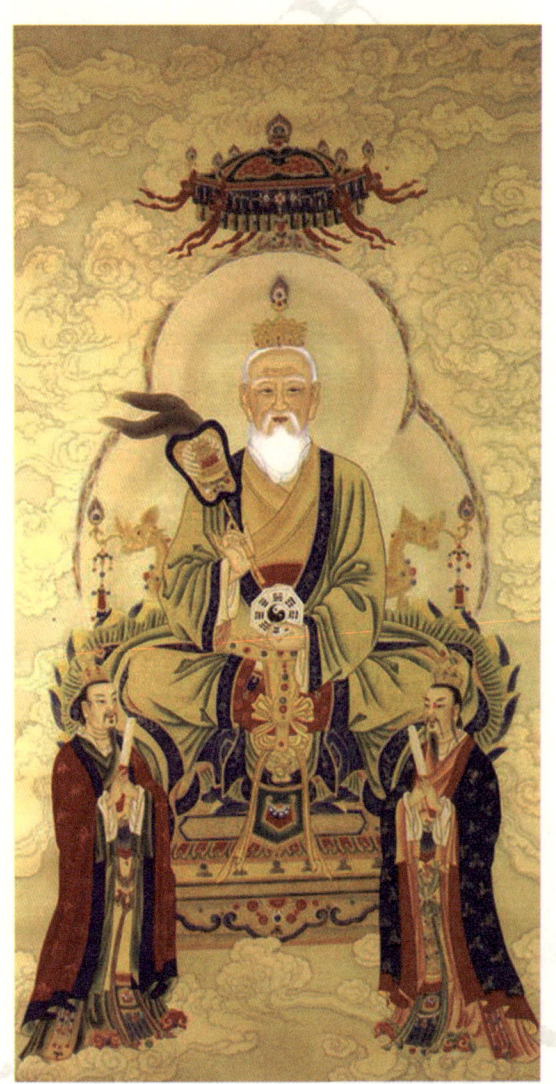

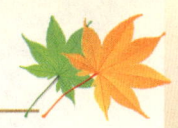

大智若愚，有容乃大。"人之七情，惟怒难治。制怒之药，忍为妙计。"

人生百忍歌

百忍歌，百忍歌，人生不忍待如何？
我今为尔歌百忍，尔当欢听笑呵呵。
朝也忍，暮也忍，饥寒劳苦也只忍。
耻也忍，辱也忍，方寸之间各自省。
道人何事未归来，浓云隔断须尔顶。
脚尖踢破一字开，万里西风吹月冷。
天风清，明月白，分明照破无为镜。
　君不见，大禹躬耕劳也忍，
孔子绝粮饿也忍，闵子单衣寒也忍，
韩信胯下辱也忍，刘宽污衣怒也忍，
不疑偿金耻也忍，师德唾面羞也忍，
须学张公兄弟和，九世同居书百忍。

——清·胡澹庵订《颐人奇谈》

第四篇　其他

2. 智者寿

健康的体魄是无可替代的珍贵资源，拥有健康时，不少人难以察觉到它的价值，而一旦失去健康，再意识到其重要，则为时已晚也。

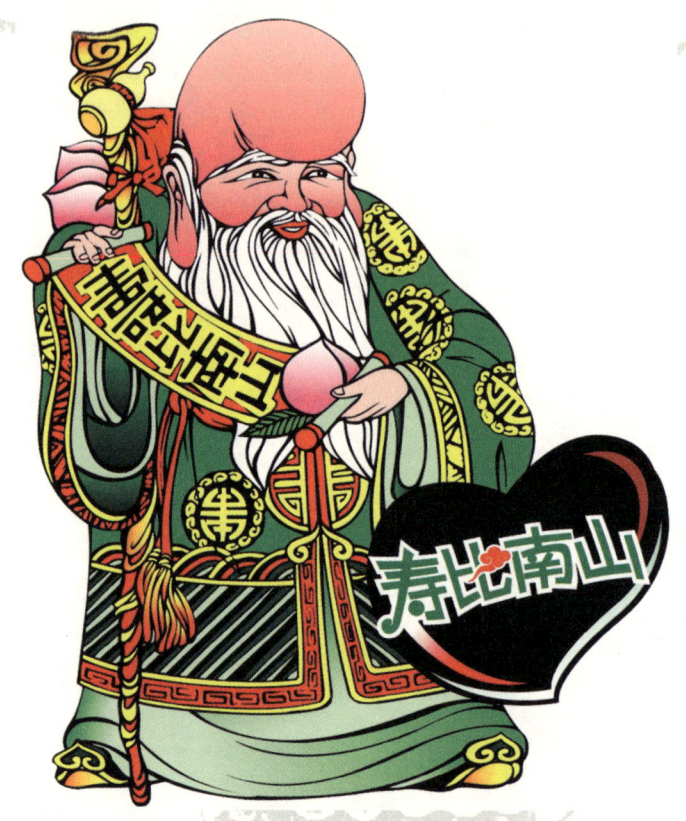

心理健康是健康的灵魂。读懂慢生活的真谛，阅尽忙里偷闲的艺术，忙中有闲、闲中有忙，快中有慢、慢中有快，驾驭繁忙的工作，掌控自如的生活，有海涵天地之心态，才能确保身心健康，彰显人生快乐，这才是大智大慧的人生，知人生者，知驾驭也。

人生百病歌

喜怒偏执是一病，忘义取利是一病。

好色坏德是一病，专心系爱是一病。

憎欲无理是一病，纵贪蔽过是一病。

毁人自誉是一病，擅变自尊是一病。

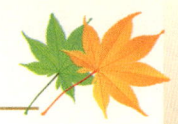

轻口喜言是一病，快意逐非是一病。
以智轻人是一病，乘权纵横是一病。
非人自是是一病，侮欺孤寡是一病。
以力胜人是一病，威势自愎是一病。
语欲胜人是一病，贷不念偿是一病。
曲人自直是一病，以直伤人是一病。
与恶人交是一病，喜怒自伐是一病。
愚人自贤是一病，以功自矜是一病。
以虚为实是一病，喜说人过是一病。
以富骄人是一病，以贱讪贵是一病。
谄人求媚是一病，以德自显是一病。
以贵轻人是一病，以贫妒富是一病。
败人成功是一病，以私乱公是一病。
好自掩饰是一病，危人自安是一病。
阴阳嫉妒是一病，激励旁悖是一病。
多憎少爱是一病，坚执争斗是一病。
推负著人是一病，文拒钩锡①是一病。
持人长短是一病，假人自信是一病。
施人望报是一病，无施贵人是一病。
与人追悔是一病，好自怨憎是一病。
好杀虫畜是一病，蛊道厌人是一病。
毁訾高才是一病，憎人胜己是一病。
毒药鸩饮②是一病，心不平等是一病。
不受谏谕是一病，内疏外亲是一病。
投书败人是一病，笑愚痴人是一病。
好自作正是一病，多疑少信是一病。
笑癫狂人是一病，蹲踞无礼是一病。
丑言恶语是一病，轻慢老少是一病。
恶态丑对是一病，暴戾自用是一病。
好喜嗜笑是一病，当权任性是一病。
诡谲谀谄③是一病，嗜得怀诈是一病。
两舌无信是一病，乘酒凶横是一病。
骂詈④风雨是一病，恶言好杀是一病。

教人堕胎是一病，干预人事是一病。
钻穴窥人是一病，不借怀怨是一病。
负债逃走是一病，背向异词是一病。
喜抵捍戾是一病，调戏必固是一病。
故迷误人是一病，探巢破卵是一病。
惊胎损形是一病，水火败伤是一病。
笑盲聋哑是一病，乱人嫁娶是一病。
教人捶擅是一病，教人作恶是一病。
含祸离爱是一病，唱祸道非是一病。
见货欲得是一病，强夺人物是一病。
……

注释：

①文拒钩锡：钩锡泛指古代兵器，此语指以文拒武之意。此处泛指和只知动武之人对抗是一病，不要和粗鲁之人相向。

②鸩（zhèn）饮：此语为食毒之意。

③诡谲（jué）谀（yú）谄：使用诡计欺诈，玩弄手段，阿谀奉承，搞阴谋诡计之意。

④詈（lì）：漫骂之意。

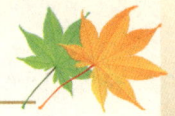

3. 滥用抗生素是"超级细菌"产生的根源

在宗教强盛而科学无力的从前，人们误将神的力量当成药物；在科学强大而宗教势弱的今天，人们又误将药物看作神力。

目前，全球滥用抗生素现象非常严重。一个普通的感冒发烧，就马上找医生开药治病，甚或自选上几种抗生素及激素一并用上。尤其在一些发展中国家，盲目依赖抗生素，甚至认为抗生素是治病的"万能药"。作为严格管制的处方药，在美国，"买抗生素比买枪还难"；可在其他很多国家，买抗生素像买糖果一样容易。

1945 年，弗莱明、弗洛里和钱恩因"发现青霉素及其临床效用"共同荣获诺贝尔生理学或医学奖。抗生素的广泛使用确实挽救了无数的生命，但抗生素也是一把双刃剑，如果应用的科学合理，就能为人类造福；若使用不当，对人类也危害无穷。长期以来，由于人类对抗生素的滥用，以致细菌的抗药性越来越强，也就出现了目前所说的"超级细菌"，这种细菌甚至对绝大多数抗生素"刀枪不入"。最新报告称，研究人员发现一种携带有超强耐药性基因的新型"超级细菌"，并且已有死亡病例报道。因为，目前市面上的抗生素尚无法将其消灭，以致患者因无法控制的感染而死亡。"超级细菌"的出现也为滥用抗生素敲响了警钟。

有资料显示，在 20 世纪五六十年代，全世界每年死于感染性疾病的人数约 700 万，而现在已上升到 2000 万。目前每年全世界有 50% 的抗生素被滥用，而我国这一比例则更高。我国每年约有 20 万人死于药物不良反应，其中滥用抗生素造成的死亡占 40%。我国现有的 180 万聋哑儿童中，60% 是由药害致残的。1000 万聋哑人中，60% ~ 80% 与药物不良反应有关。在住院的感染性疾病患者中，耐药菌感染的病死率为 11.7%，普通感染的病死率只有 5.4%。我国使用量和销售量排在前 15 位的药品中，10 种是抗生素。我国人均年消费抗生素约 138 克，而美国仅为 13 克。中国人平均使用抗生素量是美国人的 10 倍之多。2006 ~ 2007 年度卫生部全国细菌耐药监测结果显示，全国医院抗菌药物年使用率高达 74%，美英等发达国家，这一比率仅为 22% ~ 25%。我国的住院患者中，抗生素的使用率以外科患者最高，比例高达 97%，其中约 80% 以上属于滥用抗生素。据不完全统计，我国每年 5000 多万住院病人中，约有 250 万人是因药物不良反应而入院治疗的。这些数字使中国成为世界上滥用抗生素问题最严重的国家之

一。有专家称："药害已经成为威胁人类健康的第五大杀手。"这也包括抗生素所致的药害。

抗生素和合成抗菌药物的发明应用虽是医药领域最伟大的成就之一，但细菌耐药现象确已成为不争的事实。第二次世界大战期间，应用几十到一百万单位的青霉素就可以显示出很好的治疗作用，而现在相同病情，几百万乃至上千万单位的青霉素也可能达不到效果。

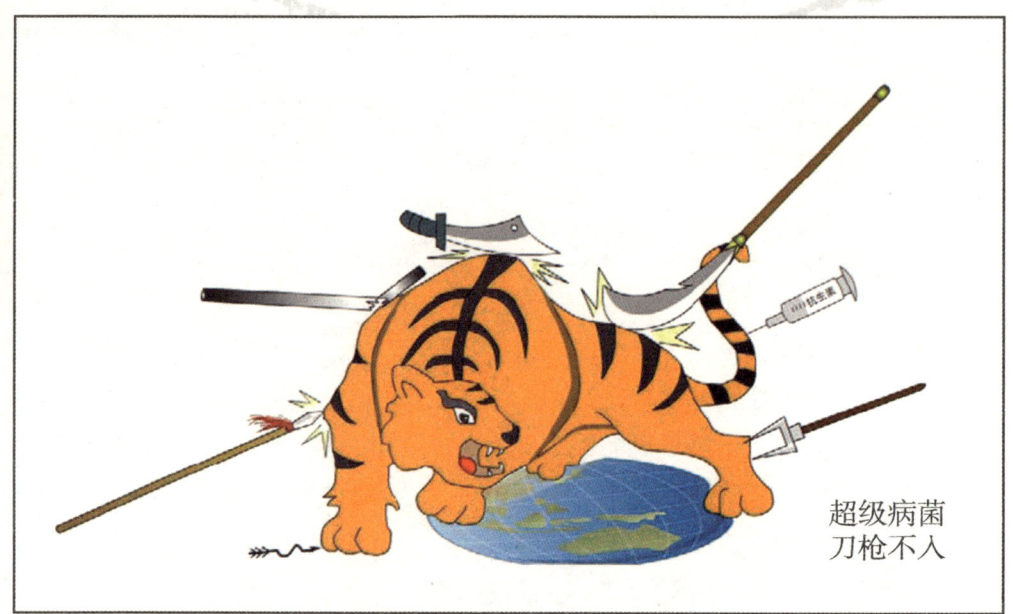

超级病菌
刀枪不入

开发一种新的抗生素约需 10 年，而新一代耐药菌的进化仅需 2 年。显然，抗生素的研制速度已远远跟不上耐药菌的产生速度，一旦"超级细菌"进一步在全世界蔓延，其产生的恶果将是人类无法承受的。英国宇宙学家马丁称，在未来 200 年，"超级细菌"将是人类头号杀手。因此，人类与"超级细菌"之间的斗争将有很漫长的路要走。

至于如何控制"超级细菌"，首要的措施应该是要科学合理地使用抗生素。中国工程院院士钟南山教授曾指出："使用抗生素一定要慎重。"如果我们谨慎使用抗生素，那么"超级细菌"自然就会失去生存的土壤。

人生百药歌
思无邪僻是一药，行宽心和是一药。
动静有礼是一药，起居有度是一药。
近德远色是一药，清心寡欲是一药。

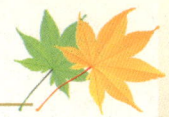

推分引义是一药，不取非分是一药。
虽憎犹爱是一药，心无嫉妒是一药。
教化愚顽是一药，谏正邪乱是一药。
戒敕恶仆是一药，开导迷误是一药。
扶持老幼是一药，心无狡诈是一药。
拨祸济难是一药，常行方便是一药。
怜孤恤寡是一药，济贫救厄是一药。
位高下士是一药，语言谦逊是一药。
不负宿债是一药，忠实笃信是一药。
敬爱卑微是一药，语言端然是一药。
推直引曲是一药，不争是非是一药。
逢侵不鄙是一药，受辱能忍是一药。
扬善隐恶是一药，推好取丑是一药。
与多取少是一药，称赞贤良是一药。
见贤内省是一药，不自夸彰是一药。
推功引善是一药，不自伐善是一药。
不掩人功是一药，劳苦不恨是一药。
崇尚胜己是一药，安贫自乐是一药。
不自尊大是一药，好成人功是一药。
不好阴谋是一药，得失不形是一药。
积德树恩是一药，生不骂詈是一药。
不评论人是一药，甜言美语是一药。
灾病自咎是一药，恶不归人是一药。
施不望报是一药，不杀生命是一药。
心平气和是一药，不忌人美是一药。
心静意定是一药，不念旧恶是一药。
匡邪弼恶是一药，听教伏善是一药。
忿怒能制是一药，不强求人是一药。
无思无虑是一药，尊奉高年是一药。
对人恭肃是一药，内修孝悌是一药。
恬静守分是一药，和悦妻孥①是一药。
以食引人是一药，助修善事是一药。
乐天知命是一药，远嫌避疑是一药。

第四篇　其他

185

宽舒大度是一药，敬信经典是一药。
息心抱道是一药，为善不倦是一药。
济度贫穷是一药，舍药救疾是一药。
信礼神佛是一药，知机知足是一药。
清闲无欲是一药，仁慈廉爱是一药。
好生恶杀是一药，不宝厚藏是一药。
不犯禁忌是一药，节俭守中是一药。
谦己下人是一药，随事不慢是一药。
喜谈人德是一药，不造妄语是一药。
贵能授人是一药，富能救人是一药。
不尚争斗是一药，不淫妓狎是一药。
不生奸盗是一药，不怀烦厌是一药。
不乐词讼是一药，扶老携幼是一药。

——唐·灵澈②《大藏治病药》

注释：

①孥（nú）：儿子、子女之意。

②灵澈：唐僧人弘忍大师之徒。弘忍大师（602～675）：唐高僧第五代禅宗祖师、诗僧。今湖北黄梅县人。

4. 头孢类药物与饮酒
——可怕的"双硫仑样反应"

50多岁的李先生因感冒发热、上呼吸道感染，应用头孢哌酮等药物治疗3天后，症状明显减轻。第三天晚上李先生应邀参加活动聚餐。平时七八两高度白酒酒量的他，当喝了一两左右39度的白酒时，突然头晕、恶心、胸闷、气急、呼吸困难，遂即倒地，全身冷汗，面部通红并略有发紫，脉速而弱，心跳每分钟约120次。同事急呼120，经医院抢救3小时后上述症状逐渐缓解，患者转危为安。类似的病例屡有发生，重者危及生命。

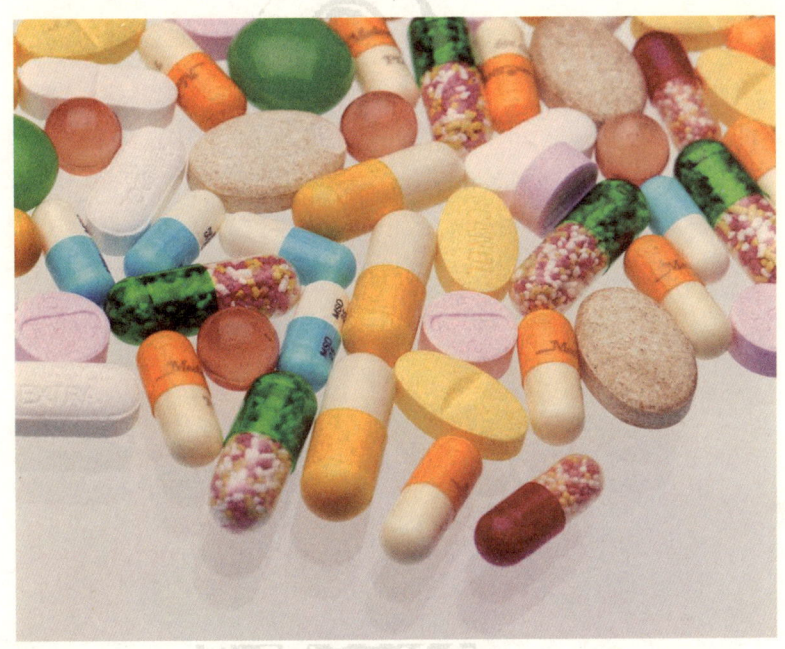

之所以会发生上述险情，是因为病人在应用头孢等药物期间饮酒而发生了一种药物反应，医学上称作"双硫仑样反应"。双硫仑又称"双硫醒"、"戒酒硫"，本身是一种戒酒药，服用双硫仑后即使饮用少量的酒，也会产生严重身体不适，从而可达戒酒之目的。1948年哥本哈根的雅各布森等发现，双硫仑被人体微量吸收后，可引起面部潮红、头痛、腹痛、出汗、心悸、休克、呼吸困难等症状，尤其饮酒后症状会更加严重，甚至危及生命。头孢类药物中有些药物的部分结构与双硫仑有类似之处，因此用药时饮酒就会引起类似的反应。

多种头孢类药物都可能引发双硫仑样反应，包括头孢哌酮、头孢哌酮舒巴

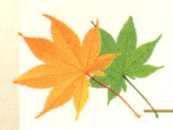

坦、头孢曲松、头孢唑林（先锋Ⅴ号）、头孢拉啶（先锋Ⅵ号）、头孢美唑、头孢米诺、拉氧头孢、头孢甲肟、头孢孟多、头孢氨苄（先锋Ⅳ号）、头孢克洛等。其中以头孢哌酮最敏感，报道因服用该药而发生双硫仑样反应的病例也最多，有的患者用药后甚至因喝含酒精的饮料、吃酒心巧克力、服用藿香正气水，或仅用酒精处理皮肤也可能发生此种反应。

除此之外，消炎的甲硝唑（灭滴灵）、降血糖的格列本脲（优降糖）和格列齐特（达美康）、抗凝血的华法林等药物，都有引发类似反应之可能。由于患者在住院期间不允许饮酒，因此院内患者发生双硫仑样反应的几率很低。发生不良反应的患者多是在家口服药物、门诊输液或是在医院外用药，患者既无这种常识，又缺少监管，因此发生这种药物不良反应的几率较高，且常被误诊。有资料显示，双硫仑样反应误诊率竟高达75%，原因是人们对它尚缺乏足够的认识。特别需要强调的是，对发生双硫仑样反应的患者，一般应立即送医院紧急救治，切不可忽视。

除头孢菌素类药物外，硝咪唑类（如甲硝唑、替硝唑）、呋喃类（如呋喃唑酮）、氯霉素、酮康唑、灰黄霉素、磺胺类、磺脲类降糖药（如氯磺丙脲、甲苯磺丁脲）、华法林、三环类精神药物（如氯丙嗪、三氟拉嗪）、妥拉苏林、胰岛素、异烟肼、硝酸甘油、消心痛、苯海拉明、巴比妥类等药物与酒精相互作用后也会产生不同程度的不良反应。希望在应用上述药物的一周时间内，以不饮酒或不食用含酒精的食品为妥。

小辞典

人体器官衰老时间

人类如同自然界其他生物一样，要面临衰老和死亡。曾经有不少人误以为，人体各个器官随人们步入老年时才开始衰老。然而，英国研究人员却发现，人体各个器官的衰老时间比我们预想中要早得多，即在我们步入老年之前，大部分器官早已开始衰老。尤其令人震惊的是，在所有的重要器官中，最先衰老的竟然是大脑和肺，较晚衰老的是肝脏。了解一下人体各个器官的衰老时间，可以帮助我们更好地对其护理，让我们活得更健康。

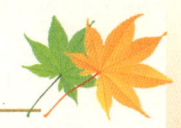

皮肤：25岁左右开始老化，随着胶原蛋白（充当构建皮肤的支柱）的生成速度减缓，加上弹性蛋白弹性减弱，甚至发生断裂，皮肤在25岁左右开始自然衰老。女性在这一点上尤为明显。死皮细胞不会很快脱落，生成的新皮细胞的量可能会略微减少，从而带来细纹和褶皱的皮肤。

大脑：20岁开始衰老，随着年龄增大，大脑中神经细胞的数量逐步减少。到40岁，神经细胞的数量开始以每天1万个的速度递减，从而对记忆力、协调性及大脑功能造成影响。英国神经学家表示，尽管神经细胞的作用至关重要，但事实上脑细胞之间缝隙功能的退化对人体造成的冲击最大。大脑细胞末端之间的这些微小缝隙被称为突触，突触的职责是在细胞数量随我们年龄变得越来越少的情况下，保证信息在细胞之间正常流动。

眼睛：从40岁开始衰老，随着视力下降，眼镜成了众多年过四旬中年人的标志性特征。一般是远视，影响我们近看物体的能力；随着年龄的增长，眼部肌肉变得越来越无力，眼睛的聚焦能力开始下降。

听力：在55岁左右开始老化，60多岁人群中半数以上的人会因为老化导致听力受损，这叫老年性耳聋。内耳的毛发感官细胞可接受声振动，并将声振动传给大脑。55岁以后，由于老化，"毛发细胞"的缺失逐渐增多，导致耳聋的发生。

味觉和嗅觉：60岁开始退化。我们一生中最初舌头上分布有大约10000个味蕾，到老年之后这个数值可能要减半。过了60岁，我们的味觉和嗅觉逐渐衰退，你还会相信60岁以上的美食家吗？

乳房：从35岁开始衰老。女人到了35岁，乳房的组织和脂肪开始丧失，大小和丰满度因此下降。从40岁起，女人乳房开始下垂，乳晕（乳头周围区域）急剧收缩。人体细胞随年龄增大受损的可能性更大，如此一来，控制细胞生长的基因可能发生变异，进而引发癌症。

心脏：从40岁开始老化。随着我们的身体日益变老，心脏向全身输送血液的效率也开始降低，这是因为血管逐渐失去弹性，动脉也可能变硬或者变得阻塞。造成这些变化的原因是脂肪在冠状动脉堆积，输送到心脏的血液减少。因此，45岁以上的男性和55岁以上的女性心脏病发作的概率较大。

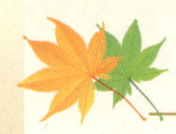

肺：从20岁开始衰老。肺活量从20岁起开始缓慢下降，到40岁，一些人就出现气喘吁吁的状况。部分原因是控制呼吸的肌肉和胸腔变僵硬，使得肺的运转更困难，同时还意味着呼气之后一些空气会残留在肺里导致"气喘吁吁"。

声音：从65岁开始衰老。随着年龄的增长，我们的声音会变得轻声细气，且越来越沙哑。因为喉咙里的软组织弱化，影响声音的音质、响亮程度和质量。这时，女人的声音变得越来越沙哑，音质越来越低，而男人的声音越来越弱，音质越来越高。

肝脏：70岁开始老化。肝细胞的再生能力非常强大。它是体内惟一一个衰退最慢的器官。

肠：从55岁开始衰老。健康的肠可以在致病菌和益生菌之间起到良好的平衡作用。肠内益生菌的数量在我们步入55岁后开始大幅减少，尤其在大肠内更严重。结果会逐步导致人体消化功能下降，肠道疾病风险增大。

肾：50岁开始老化。肾过滤量从50岁开始减少，由于肾过滤可将血流中的废物过滤掉，肾过滤量减少的后果是夜间憋尿功能减弱，夜尿频多。

膀胱：从65岁开始衰老，甚至有可能丧失对膀胱的控制。此时，膀胱会忽然间收缩，即便尿液尚未充满膀胱。女人更易遇到膀胱问题，步入更年期，雌激素水平下降使得尿道组织变得更薄、更无力，膀胱的支撑功能因此下降。人到中年，膀胱容量一般只是年轻人的一半左右，这会引起上厕所的次数频繁，尤其是肌肉的伸缩性下降，使得膀胱中的尿液不能彻底排空，反过来导致尿道感染。

前列腺：50岁开始老化。前列腺常随年龄而增大，这就是困扰着50岁以上的半数男子的良性前列腺增生。

骨骼：35岁开始老化。在我们的一生中，老化骨骼总是被破骨细胞破坏，由造骨细胞代替，这个过程叫骨转换。儿童骨骼生长速度很快，只要2年就可完全再生，成年人的骨骼完全再生需要10年。25岁前，骨密度一直在增加，但是，35岁骨质开始流失，进入自然老化过程。绝经后女性的骨质流失更快，可能会导致骨质疏松。骨骼大小和密度的缩减可能会导致身高降低。

牙齿：40岁开始老化。我们变老的时候，我们唾液的分泌量会减少。唾液可冲走细菌，唾液减少会使我们的牙齿和牙龈更易腐烂。牙周的牙龈组织流失后，牙龈会萎缩，这是40岁以上成年人常见的状况。

肌肉：30岁开始老化。肌肉一直处于生长和衰竭的动态循环中，年轻人这一过程的平衡性保持很好。但是，30岁以后，肌肉衰竭速度大于生长速度。过了40岁，肌肉开始以每年0.5%～2%的速度减少，经常锻炼可能有助于预防肌肉老化。

生殖机能：35岁开始衰退。由于卵巢中卵细胞的数量和质量开始下降，女性的生育能力到35岁以后开始衰退：子宫内膜可能会变薄，使得受精卵难以着床，也造成了一种抵抗精子的环境。男性的生殖能力也在这个年龄开始下降，40岁以后结婚的男人，由于精子的质量下降，其配偶流产的可能性更大。

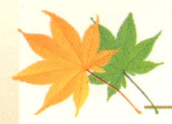

后记1. 医学科普的希望

近年来,养生热似乎有些"疯狂"。但细寻原因不难发现,随着社会的快速发展,人类的生活习惯和行为方式随之发生了较多变化,而与此密切相关的心理疾病、慢性非传染性疾病也在急剧增加。解决温饱或富裕之后的人们已意识到了养生保健和防病强身的重要,对健康长寿的向往也就成为一种必然。加之目前医疗保障体制尚不完善,看病难、看病贵依然存在,更多的人渴望通过少花钱实现健康长寿的目标。

正因为如此,"养生专家"抓住受众者的心理,打着"专家"的幌子,披着传统文化的外衣,再经策划公司、媒体等方面的包装和吹捧,以一种娱乐和近乎煽动的方式,将原本非常严肃而博大精深的医学科学口语化、娱乐化、商业化、戏剧化地颠覆和篡改了。这种"养生专家"的演讲内容有真有假,将根本不具备鉴别保健知识真伪能力的人们,忽悠得神魂颠倒、难辨真假。2009年我国居民健康素养调查结果显示,居民具备健康素养的总体水平仅为6.48%。这就不难理解受众为什么迅速成为他们如痴如醉的"粉丝",导致其迅速走红,牟取暴利。

另外,医学专家和有关方面当初可能根本没把这些"杂牌军"和"小毛贼"放在眼里。即使经大牌媒体有意或无意地对"神医"们宣传炒作,也更不以为一夜之间能成气候。殊不知在这样一个信息爆炸的时代,这种推波助澜的宣传可迅速使"小毛贼"戏变为"江洋大盗",近几年多个有关的事例便是很好的例证。

要知道在医学科技发展迅猛的今天,尽管有不少高精尖的诊疗措施用于临床,但我们也应理智地认识到,医学对人体和疾病的认识还很有限,任何人都不应盲目夸大和相信医学的"无所不能"。要知道,医学不是神,医生更不是神。把某某说成神医不仅是医学的尴尬,更是宣讲者的悲哀。近年来,国内外的神医覆灭记就印证了这一点。

如今市面上"养生类"的医学科普书籍琳琅满目,却又鱼龙混杂,良莠不齐,让人眼花缭乱。如何确认一本好的健康科普书,其科学性、通俗性、趣味性、可读性、实用性是其关键。再就是科普作品能否向大众传递和推广科学的保健知识,是否易读、易懂、易用,用之则灵。另外,还要看作者的学术地位和在相关专业里是不是长期从事临床、科研和教学工作。若能如此,再加上一定的文字功底和写作经验,其作品定会受读者欢迎。但写出大众的、健康的、真实的、生活的、实用的作品不仅是医者的夙愿,也是大众的渴望。目前不少医学专家对

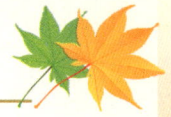

健康科普的撰写尚未引起重视，认为健康科普是"小儿科"。不愿在此方面花费更多的时间和精力，有的写出的内容不是专业性较强，就是信息或引证罗列偏多，显得有些呆板枯燥。倘若医学专家在健康科普方面能下点功夫，把各自的观点讲出来，并能成为科普大家，那就不愁健康养生这块阵地被占领异化了。若健康科普能写出哲理、写出韵味、写出名言、写出名句、写出幽默、写出故事，再插配相关图片，阅来赏心悦目，读来声情并茂，听来有声有色，既增添读者情趣，又让读者回味，那才是健康科普的希望，那才是民众的期望，那才是国民健康素养提高的关键。

　　本书在编写过程中，引用了部分报刊、网络的资料和图片，由于时间关系，未能与原作者一一联络，在此特向有关人士表示衷心的感谢，并请各位看到此书与我们联系，以便酬谢。

编者

2011 年 12 月

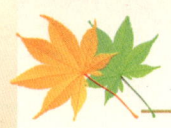

后记2. 两个世纪的思想，一个共同的目标
——谈"生命在于运动"与"行为决定健康"

"生命在于运动"是18世纪法国伏尔泰提出的名言。"行为决定健康"是21世纪杨志寅提出的又一名言。这两句名言，都是人类健康长寿的指导思想。

伏尔泰是18世纪法国声望最高的哲学家、思想家、史学家、文学家，是法国启蒙运动的倡导人和巨擘，在养生方面也是既有理论、又有实践的泰斗。

早在18世纪，伏尔泰就提出了"生命在于运动"这一伟大的具有里程碑式的健康科学论断，并已成为增进人类健康、延长寿命的至理名言。这一伟大论断，影响了多少医学家，倾倒了多少养生学家，让他们一生为之研究和奋斗，探索运动与寿命的关系。

影响了多少普普通通的人，让他们去锻炼，去活动，让他们健康长寿；

影响了多少人的生命，让他们的生命得以延长、得以长寿；

影响了多少长期不锻炼、不活动的人，开始了锻炼活动；

影响了多少人，老老少少"动"起来，世界有了更大的活力；

影响了多少卫生组织，让他们发出号召，掀起全民健身运动。

据世界卫生组织统计，因为缺乏运动，全球每年导致200多万人死亡，对此专家建议，坚持每天活动30 min是强身健体、预防疾病的最低要求。这也可以说是世界卫生组织对伏尔泰"生命在于运动"的最好回报吧！

到了21世纪，杨志寅教授提出了"行为决定健康"这一卓尔不群的崭新的健康科学的理念，这一理念也是增进人类健康、延长寿命的至理名言，更是揭示健康长寿本质的真知灼见。1990年世界卫生组织在健康的定义中指出，健康是指躯体健康、心理健康、社会适应良好和道德健康四个方面。1992年，世界卫生组织发表了著名的《维多利亚宣言》，提出了健康的四大基石：合理膳食、适量运动、戒烟限酒、心理平衡。从此，健康有了可操作的定义，即保持健康的生活方式是保证健康的根本和基石。

21世纪，世界的养生书籍，如雨后春笋，铺天盖地而来，但都没有离开"四大基石"，只是细说而已。究其四大基石的实质，其实就是人的行为，这些行为的好坏都与健康息息相关，为此，杨志寅将四大基石及人类的其他行为加以凝炼、升华为一种思想，一种理论。何谓思想？《辞海》解释为："亦称观念。即理性认识。人们在社会实践中对客观事物的认识，开始是感性认识，'这种感性认识的材料积累多了,就会产生一个飞跃,变成了理性认识,这就是思想'(毛泽东语)。人们的社会存在,决定人们的思想。一切根据和符合于客观事实的思想是正确的思想,它对客观事物的发展起促进作用;不符合客观事实的思想是错误的思想,它对客观事物的发展起阻碍作用。"

显然,"行为决定健康"之思想是从实践活动这一感性认识上升到理性认识;

显然,"行为决定健康"之思想对社会发展,特别是对人类的健康将起到巨大促进作用,它的作用在于让人类活得更健康、更长寿。

为了这一思想的提出、实践和普及,杨志寅做了大量的工作。他创办了中华医学会的主流杂志《中华行为医学与脑科学杂志》,并组织全国的有关专家主编了普通高等教育"十一五"国家级规划教材《行为医学》及《行为决定健康》、《行为与健康》科普丛书,为了研究和推行"行为决定健康"这一健康理念,主持研究的多个课题被列为"国家科技支撑计划课题"、"中国科协科普专项资助项目"等。为了普及这一思想,中国工程院院士钟南山教授、中华预防医学会会长王陇德院士分别为丛书作序。为弘扬这一思想,他在上海世博会主题馆与院士同台对话,到全国各地演讲。

为了更清楚地阐释"行为决定健康"这一思想的内涵,我们将杨志寅对这一思想的理解介绍给读者。他说:"行为决定健康,这不仅仅是一个战略概念,重要的是给人类的健康提供了一个指导思想。在慢性非传然性疾病的防治中显得尤为重要。近几十年来,随着人们生活水平的提高和伴随增多的不良生活行为方式,导致慢性病(心脑血管、Ⅱ型糖尿病、代谢综合征及肿瘤等)有增无减的事实,正在向人类行为与健康发出严重警告!心理健康是健康的灵魂,行为健康是健康的基石。告诫世人这一健康理念之价值是何等重要。""行为决定健康之思想,正是大众健康所追逐的方向,只要奉行其本意,健康就掌控在自己手上。"

通过在长期的医教研中探索和实践,中华医学会行为医学分会主任委员杨志寅教授创造性地提出的"行为决定健康"、"心理健康是健康的灵魂,行为健康是健康的基石"的崭新理念,并围绕这一理念,在世界卫生组织提出的人类"健康四大基石"即合理膳食、适量运动、心理平衡、戒烟限酒的基础上,增添"早诊早治"第五块基石和一大保障——良好睡眠是健康和长寿的重要保障。

爱因斯坦曾经指出:"提出一个问题往往比解决一个问题更重要,因为解决问题也许仅是一个数学上或实验室上的技能而已。而提出新的问题、新的可能性,从新的角度去看旧的问题,都需要有创造性的想象力,而且标志着科学的真正进步。"如果按照爱因斯坦的逻辑——"提出一个问题比解决一个问题更重要,提出一个新问题,从新的角度看问题,需要有创造性的想象力,而且标志着

后记 2

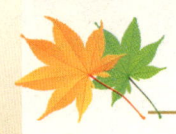

科学的真正进步"的话,那么,提出一种思想不就更远远超过提出一个问题的高度,这不更标志着科学的真正进步吗?可见,"行为决定健康"的提出标志为"人类健康学"、"人类寿命学"的真正科学进步,更是"行为医学"的指导思想。

在物欲横流、信仰缺失的当下,"行为决定健康"之思想的提出显得更为珍贵,"行为决定健康"几个字尽管朴素,却几成"人类健康学"、"人类寿命学"稀缺的资源。

"行为决定健康"的思想是继往开来的,不仅对当代"行为医学"的繁荣与发展有巨大的推动作用,而且也会对"行为医学"的发展产生深远的影响,当代及后代的"行为医学"研究者,定会不同程度地从中汲取营养。

伏尔泰的"生命在于运动"与杨志寅的"行为决定健康"的思想各有自己的突出成就和对"人类健康学"及"人类寿命学"的贡献,不必抑此扬彼。如果实在要比,那就是伏尔泰的思想更具体些,杨志寅的思想更宽泛些,杨志寅的思想是站在伏尔泰巨人的肩膀上做了进一步的发展,两种思想都是为了一个共同目标——让人类更健康、更长寿。

社会在发展,时代在前进,思想在进步。18 世纪伏尔泰的"生命在于运动"属于那个时代的特定思想,21 世纪杨志寅的"行为决定健康"更是社会、时代、思想发展的必然结果。都是指导人类健康的闪光思想,都为人类健康长寿做出各自的贡献。

理论指导实践,思想支配行动,有了"生命在于运动"、"行为决定健康"的思想,人们就会自觉约束或克服自己的不良行为,自觉建立起良好的健康的生活方式——健康的身体源于健康的生活行为方式和习惯,这对人类的健康会产生不可估量的价值。

刘克智

2011 年 12 月